Franz Maner de Barlen

UNE STATION DU CENTRE

POUGUES-LES-EAUX

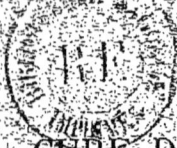

CURE D'EAU & CURE D'AIR

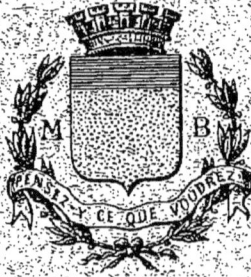

1900

IMPRIMERIE G. VALLIÈRE

NEVERS

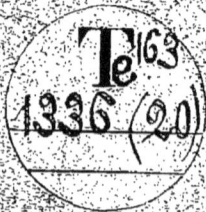

Franz Maner de Barlen

UNE STATION DU CENTRE

POUGUES-LES-EAUX

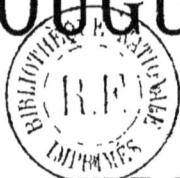

CURE D'EAU & CURE D'AIR

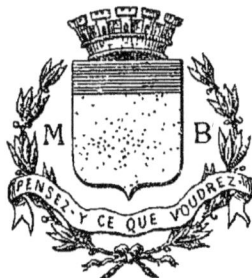

1900

Lettre de l'Auteur à Monsieur W. Rooses.

MON CHER AMI,

Dans notre dernière entrevue, nous avons parlé du bon vieux temps, et vous m'avez rappelé l'excursion que nous avions faite à Pougues il y a quelque vingt ans ; cette petite station, que vous ne pouviez revoir alors, vous avait laissé, comme Néris, un excellent souvenir.

Tandis que vous vous disposiez à aller dans l'est de la France avec votre petit lutin, moi-même je me proposais de visiter diverses stations balnéaires de l'ouest et du centre. Au cours de mon voyage, je me suis arrêté dans la petite ville nivernaise, en considération d'un vieux camarade ; et, par une singulière coïncidence, je m'y trouvais au moment précis où arrivaient de nombreux médecins, français et étrangers.

En compagnie, non plus de votre charmant William, mais de mon petit Rodolphe toujours volage et capricieux comme un elfe, qui tantôt se rapprochait de moi pour m'aider ou me contrarier, tantôt disparaissait presque par enchantement, j'ai parcouru un peu le pays, j'ai lu plusieurs ouvrages, j'ai interrogé les habitants et quelques jeunes savants ; j'ai tenu, en un mot, ici comme partout, à m'instruire de tout ce qui concerne le pays.

Je me souviens toujours des délicieux moments que je

passais dans le petit bois de Priez. Là je me trouvais dans des conditions identiques à notre auteur classique : undique silvae et solitudo ; comme lui, je faisais usage de mon stylet et je prenais des notes ; j'ai fait ensuite cette petite brochure, que je suis heureux de vous adresser aujourd'hui.

Comme vous le verrez, la source Saint-Léger est toujours en vogue pour les maladies de l'estomac ; l'eau atteint un débit considérable ; l'établissement thermal sera, dans un avenir prochain, admirablement transformé ; et le parc, notablement agrandi, est, après les Garennes, un des plus beaux que j'ai vus jusqu'à ce jour.

Puis, la cure hydrique est aujourd'hui merveilleusement complétée, grâce au Mont-Givre, où la perspective est ravissante, l'air si réconfortant et si pur. La Compagnie a organisé dans les meilleures conditions la cure de terrain ; de sorte que les personnes atteintes, non seulement d'affections stomacales, mais encore d'affections pulmonaires ou cardiaques, peuvent maintenant, ici, par une marche lente et progressive, développer leur organisme, acquérir de nouvelles forces, recouvrer l'énergie qu'elles ont perdue.

La petite ville elle-même a subi d'importantes améliorations ; ses sites très variés, la tranquillité qu'on y trouve et la facilité des communications la rendent très agréable aux étrangers.

Les excursions que j'ai faites dans les environs m'ont permis de me faire une idée des villes et des villages d'alentour ; je pourrai plus tard, si cela vous fait plaisir, rédiger mes observations et compléter ainsi mon ouvrage.

Quoiqu'il en soit, pour le moment, la petite station nivernaise peut se vanter, à juste titre, de réunir presque tous les éléments de thérapeutique. Elle a ses eaux et ses bains comme Wiesbaden ; sa cure d'air et de terrain comme Nauheim ; ses paysages comme l'Helvétie ; de plus, elle offrira bientôt, m'a-t-on dit, des agréments analogues à ceux de nos côtes, sur la plage de Soulangy, où le sable de Loire est aussi beau que celui de l'Océan.

Tout ce que j'ai constaté est résumé dans ce petit opuscule, qui, livré à la publicité, paraîtra sans doute trop savant aux uns, pas assez scientifique aux autres, un peu diffus à plusieurs, que sais-je ? Il est si malaisé de contenter tout le monde !

Voulant, pour une plus grande utilité, traiter parfois certaines questions générales, j'ai cru devoir, à l'occasion, remonter aux causes, exposer des principes propres à tout un ensemble de circonstances données ; puis j'en ai fait l'application à des cas particuliers. Pour intéresser chacun, je me suis inspiré d'une méthode qui vous est familière. Considérer un sujet à peu près sous tous les rapports, agrémenter au besoin un récit de quelques bons mots ou de fines allusions, tel était l'objectif qu'un de nos maîtres se proposait jadis.

En vous rappelant ainsi le temps passé, je vous prie d'avoir un peu d'indulgence pour un vieil ami ; de penser aussi à lui dans certaines circonstances toujours délicieuses pour une belle âme ; et, malgré la distance, de répondre en toute simplicité à l'invitation cordiale qu'il vous a faite, de venir passer quelques moments dans son humble logis.

Dans cette attente, je vous prie de toujours croire, mon cher ami, à mes sentiments affectueux et dévoués.

FRANZ MANER DE BARLEN.

Le Haut-Verger, 1er juin 1900.

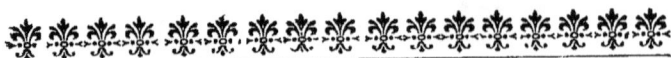

UNE STATION DU CENTRE

POUGUES-LES-EAUX

CURE D'EAU ET CURE D'AIR

CHAPITRE I

SITUATION GÉOGRAPHIQUE

> Dans un charmant vallon, à l'abri des hivers,
> Traversé d'une route, orné de pampres verts,
> Entouré de ruisseaux, dont l'eau claire et coulante,
> Par un murmure doux, vous plait et vous enchante,
> Existe un petit bourg chéri par les humains,
> Décelant en son sein des baumes souverains.
>
> *Une Macédoine.*

Pougues est un chef-lieu de canton du département de la Nièvre, qui est situé dans la partie centrale de la France. Sa superficie est de 1,274 hectares ; sa population, en dehors de la saison, est de 1,560 habitants, tous catholiques ; sa circonscription cantonale comprend 13 communes, au nombre desquelles figurent Guérigny, célèbre par les Forges Nationales du Centre, et Fourchambault, renommé également par ses forges, ses usines et sa fonderie.

Il ressort de l'Evêché de Nevers et de la Métropole

de Sens, de l'Académie de Dijon, du tribunal civil et du tribunal de commerce de Nevers, de la Cour d'appel de Bourges, de la 8e région militaire et du 8e corps d'armée, dont le quartier général est dans cette dernière ville.

A 25 kilomètres vers est, se trouve le 1er degré de longitude est du méridien de Paris, qui, d'après A. Joanne, traverse Prémery; et tout près de Nevers, vers le sud, le 47e degré de latitude septentrionale; le pays est donc situé un peu plus près du Pôle que de l'Equateur. La commune est bornée au nord par Chaulgnes, à l'est par Parigny-les-Vaux, au sud par Varennes-les-Nevers, et à l'ouest par Garchizy et Germigny-sur-Loire.

La petite ville, située au centre de la commune, est bâtie au pied du Mont-Givre, à 241 kilomètres de Paris, 12 kilomètres de Nevers, 5 kilomètres de la Loire. Elle est traversée par la route nationale n° 7 de Paris à Antibes, et par le chemin de fer de Paris à Lyon et à la Méditerranée (ligne du Bourbonnais). Les express et le rapide, qui s'y arrêtent, ne mettent que quatre heures pour se rendre de là à la capitale. La voie ferrée, qui passe successivement à La Charité, Pouilly et Cosne, ne cesse de côtoyer la Loire jusqu'à Neuvy sur-Loire, jadis assiégé, dit-on, par César, et d'être à proximité de la grande route, tracée de manière à éviter les fortes pentes et sillonnée par les voitures, les bicyclettes et les automobiles.

Le chemin de grande communication n° 8, de Fourchambault à Guérigny, traverse, outre la ville, à droite et à gauche, les deux faubourgs de Gravières et de Bourgneuf, et paraît diviser la commune de Pougues en deux parties distinctes : à l'est, s'élèvent le Mont-Givre et les coteaux qui en forment le prolongement, où l'on trouve les sources d'eau potable des Rompées et des Cumines, qui donnent naissance à quelques ruisseaux ; à l'ouest, s'étend une large vallée qui renferme les eaux minérales. Les collines, souvent couronnées de taillis, sont, grâce à la disposition du terrain, très propres à la culture de la vigne ; la plaine est couverte de céréales et de belles prairies. Pour peu qu'on gravisse les coteaux, on ne manque guère de découvrir la Loire, qui miroite sur un sable fin ; partout des collines et des bosquets ; dans le lointain, des montagnes qui surgissent à l'horizon : beautés de la nature qui ravissent les yeux quand on les aperçoit par un beau temps.

Malgré la douceur de son climat, la variété de ses sites et de ses productions, qui en font un des plus ravissants paysages du Nivernais, Pougues ne serait qu'une localité bien modeste, si ses eaux minérales ne l'avaient signalée à l'attention publique. Comme station thermale, le pays bénéficie de nombreux avantages : il possède à peu près toutes les facilités de communications ; un tramway bientôt y passera, et un bureau de poste, le télégraphe et le téléphone assurent le service de la correspondance.

Les amateurs de botanique, de géologie, peuvent trouver dans les environs de nombreux matériaux pour leurs études. Le langage des habitants, qui est loin de ressembler à celui des Morvandeaux, fournit à un philologue l'occasion de faire aussi de singuliers

rapprochements, de curieuses recherches sur l'origine
et les modifications des langues romanes.

Pougues lui-même doit à sa position un nom moitié
celtique et moitié latin : *Podii aquæ*, d'où, au moyen
âge, les noms successifs de : *Podaquæ*, *Pognæ*, *Pogiæ*.
De cette étymologie, il est facile d'entrevoir que l'on
peut retrouver en cette localité quelques vestiges des
vieux Celtes et des Romains : c'est ce que nous allons
voir aussi dans le chapitre suivant.

CHAPITRE II

TEMPS PRÉHISTORIQUES

> C'étaient d'anciens édifices d'origine aussi
> inconnue il y a mille ans qu'aujourd'hui.
>
> D. O'Sullivan.

A un kilomètre environ vers l'ouest de la petite
ville, on trouve un champ appelé les Vicreuses, où, il
y a quelque vingt ans, des découvertes très curieuses
ont été faites. Il en a été rendu compte à la Société
Nivernaise dans la séance du 13 février 1879. Nous
nous bornerons ici simplement à en faire le résumé :
— Par suite de sondages opérés à des profondeurs
variant de 0ᵐ50 à 1 mètre, on mit à jour des squelettes dont les ossements étaient friables, souvent en
partie désagrégés, et accompagnés soit d'épingles et
de rasoirs en bronze, soit d'anneaux et de bracelets
en corne ou en matière végétale. On rencontra surtout

des vases de différentes grandeurs, faits à la main, ornementés de sillons ou lignes en creux à la carène et offrant, sur un fond noir ou brun-noir, assez poli extérieurement, des taches moins foncées, résultant d'une cuisson incomplète.

L'intérieur de ces vases contenait parfois des ossements brisés en minces esquilles et plus ou moins calcinés, qui furent attribués à des enfants. Parmi tous ces ossements et ces urnes, on voyait, outre les objets précédemment indiqués, des perles d'ambre de diverses grosseurs, des assiettes même recouvrant des cendres, et des débris de vases à oreillons percés d'un trou, premier rudiment de l'anneau.

En somme, tous ces vases révélaient une certaine tendance artistique et procédaient du même mode de fabrication, et, par suite, d'un genre à peu près identique Les inventeurs classèrent ces vases en quatre catégories : la première comprenait des vases dont la partie inférieure est conique et la partie supérieure, au-dessus de la carène, se creuse et se recourbe en s'évasant ; la deuxième, des vases à l'apparence ventrue, mais dont la carène est arrondie et le bord peu élevé ; la troisième, des vases bas et aplatis, présentant de l'analogie avec les précédents ; et la quatrième, des assiettes creuses, assez souvent pourvues d'un pied et ornées de chevrons ou de dents de loup.

Plusieurs opinions ont été émises par les antiquaires sur la présence des rasoirs dans les tombeaux. Ils sont, selon les uns, associés à l'épée de fer gauloise, attribut symbolique et insigne de noblesse ; mais à Pougues, on n'a découvert ni la grande épée, ni aucune trace de fer. On les rencontre, selon les autres, dans les stations lacustres de l'âge de bronze, et ils démontrent qu'ils appartiennent exclusivement à cet âge : ainsi les objets trouvés à Pougues offrent une analogie frappante avec ceux des palafittes de la Suisse et de la Savoie, et l'on en a conclu qu'ils dénotaient un nouveau lien de parenté entre les Helvètes et les Proto-Gaulois; ils sont donc de la fin de l'âge de bronze. Quant aux autres objets, les épingles devaient sans doute servir à fixer les cheveux derrière la tête, les colliers et les bracelets n'étaient que des ornements.

Mais ici se pose un problème. Les deux modes de sépultures de Pougues, inhumations et incinérations, indiquent-ils une époque de transition où l'un succède à l'autre ? Constituent-ils, au contraire, une différence de rites religieux du même temps ? Les géologues et les autres savants sont loin de résoudre ce problème dans le même sens. Chacun peut donc faire les conjectures qu'il lui plaira. Toutefois, le second système a paru plus plausible aux auteurs de la découverte dont on vient de parler. Sans entrer dans le débat, nous nous contentons simplement de résumer ici leurs raisons. Après tout, ont-ils dit, l'analogie existe entre les différents objets mis à jour; on sait que les différentes époques de l âge de bronze sont caractérisées par ces deux modes de sépultures; il est donc vraisemblable que les squelettes inhumés sous des amas de pierres ou de dalles grossières appartiennent à des hommes faits, et que les urnes contiennent des fragments d'os calcinés d'enfants.

Inutile d'ajouter que des éclats de silex ont été trouvés en grand nombre çà et là sur le sol ou profondément sous terre. Ces silex, bien taillés, offrent le caractère d'instruments tranchants de toutes formes, de grattoirs à forme arrondie ou de pointes de javelines. Evidemment, ces objets ne sauraient être classés avec précision, car ils peuvent appartenir, soit successivement, soit simultanément, à l'âge de pierre, à l'âge de bronze et même à l'âge de fer.

Près de la nécropole dont il vient d'être parlé, se trouve le village des Morius, dont le nom était Pierrefitte autrefois, sans doute à cause d'un menhir qui s'y trouvait à une époque très reculée. On y érigea plus tard une croix, que Fouché fit abattre en 1793 ; d'où le nom de chemin de la Croix donné à cet endroit : *via crucis*, et par corruption : *Vicreuse*.

Il n'est pas rare non plus de rencontrer, dans les environs, de légers monticules qui recouvrent des ossements cachés sous des amas de pierres : ce sont des *murgers*. Les braves gens ont gardé un souvenir inconscient de leur destination ; car, jusqu'à ces derniers temps, près du château des Coques, par exemple, ils croyaient que des feux s'en élevaient, durant la nuit, tandis que des cliquetis d'armes et des plaintes lugubres se faisaient entendre. Pour dissiper leur terreur superstitieuse, des fouilles furent faites et on découvrit des débris d'armes et quelques ossements.

Dans les champs voisins, et notamment dans les prairies de Bretagne et de la Ferme-Anglaise, sur la route de La Charité, on découvre assez souvent, à peu

de profondeur, des tuiles à rebords, des débris de
poterie, des fragments de marbres étrangers et
plusieurs tronçons de colonnes. A part ces quelques
trouvailles, rien de positif ne peut donner l'idée que
ce lieu ait été fréquenté par les Romains. Et cependant, vu sa situation à proximité de Noviodunum et
du bourg de Seyr, près d'un beau fleuve et non loin
des endroits où l'on rencontre encore quelques
vestiges de voies romaines, Pougues, certainement,
doit avoir été connu des vainqueurs des Gaules. Une
tradition confuse vient d'ailleurs à l'appui de cette
assertion, comme nous le verrons plus loin.

CHAPITRE III

TEMPS HISTORIQUES

> Constantin supprimant Jupiter et sa cour,
> Le culte des chrétiens se célèbre au grand jour.
>
> *Une Macédoine.*

Tout le monde connaît les coutumes et la religion
des anciens Celtes, l'influence considérable dont jouis-
saient les Druides, qui, comme de mauvais génies,
du temps de Saint Germain de Paris, parcouraient
encore les sombres forêts du Beuvray, en criant du
fond des vallées : « Laisse, laisse au moins à des misé-
rables la solitude des bois et la paix du désert ». La
domination romaine apporta un nouveau culte, de

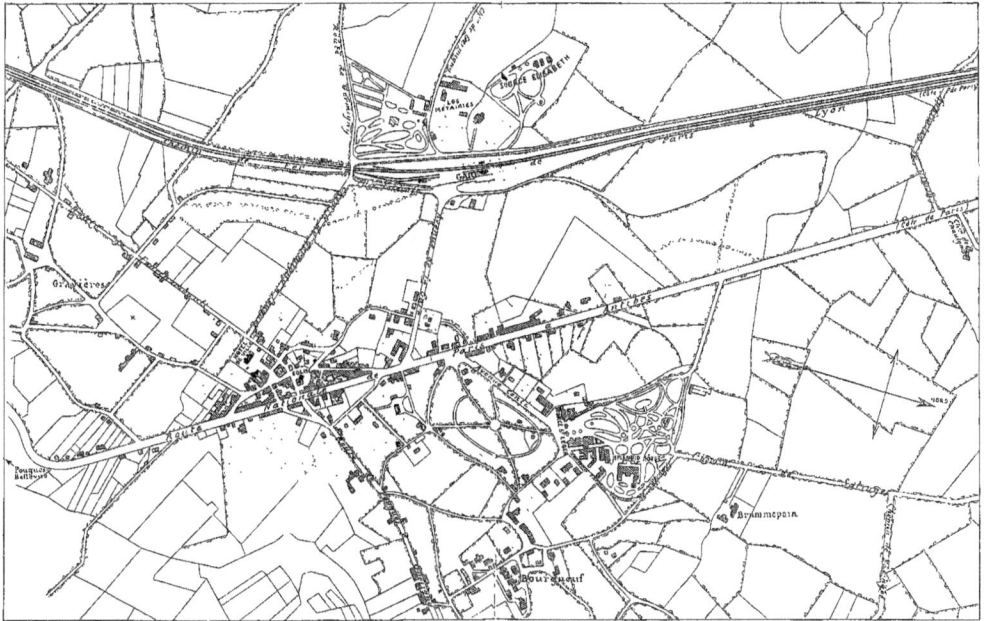

Plan de Pougues-les-Eaux

nouveaux usages, auxquels se conformèrent, sans difficulté, les hautes classes guidées par l'ambition, et la jeunesse des écoles séduite par une éducation jusqu'alors inconnue. Le moyen âge, qui faisait parfois un odieux mélange des pratiques chrétiennes et des cérémonies païennes, accrut les superstitions populaires, dont les sombres récits, pendant les longues soirées d'hiver, étaient toujours écoutés avec une attention très vive. Et dans la contrée en proie, pendant plusieurs siècles, à un amalgame d'erreurs de toutes provenances, il y a encore quelques restes des préjugés d'autrefois. Ainsi, dans maints endroits, on croit toujours aux meneurs de loups, aux sorciers qui *envaudoient*, enlèvent la maille, remettent le crochet de l'estomac, arrêtent les orages. Tout flûteux est assez souvent soupçonné d'avoir commerce avec le diable ; et, malheur à vous, si vous surprenez un samedi, durant leur voyage de Lyon à Paris, les êtres fantasques dans leurs demeures souterraines ; plusieurs, assure-t-on, en ont fait l'expérience à la fontaine des Fées, près de Poiseux.

Si rien n'est plus difficile à détruire chez un peuple que ses impressions religieuses, il est facile de comprendre combien le christianisme, avant d'arriver au triomphe de la Foi, eut à lutter contre les coutumes païennes ou superstitieuses. Doué d'une ingéniosité admirable et soutenu surtout par la puissance divine, il arriva peu à peu à épurer les croyances, à adoucir les mœurs, à tout transformer. Ainsi la greffe entée sur un arbre le rajeunit et change la qualité de ses fruits.

D'une cité épiscopale et plus tard d'un monastère
sortaient de véritables apôtres, pour évangéliser les
peuples, pour les amener à l'autel, pour les conduire
au prélat. Car, pendant les premiers siècles, il n'y
avait qu'une seule église dans les villes : c'était la
cathédrale ; l'évêque, entouré de son clergé, accom-
plissait lui-même presque toutes les fonctions sacer-
dotales ; les fidèles de la ville et des campagnes s'y
rendaient en foule les jours de dimanches et de fêtes ;
et ce n'est qu'à partir du sixième siècle surtout que
des oratoires furent érigés dans la campagne, soit à
cause du nombre des fidèles qui s'augmentait toujours,
soit à cause de concessions faites à de grands seigneurs, ce qui donna naissance aux paroisses. Pour
leur érection, les seigneurs et les fidèles devaient jus-
tifier de la dot nécessaire au culte et à la subsistance
des clercs qui devaient y être attachés. Souvent,
comme on le voit pour Pougues, le gouvernement
des paroisses était confié à des moines, et les curés,
qui étaient d'abord révocables au gré de l'évêque,
acquirent peu à peu, grâce à la coutume, ce caractère
de stabilité qui fut si fort recommandé ensuite par les
conciles.

Dans ces temps reculés, Pougues ne paraît pas avoir
eu d'importance ; il ne devait compter que quelques
habitations. De sa situation, on peut conjecturer avec
justesse que la foi y fût prêchée au commencement
du sixième siècle ; toutefois, ce fut seulement en 1061
qu'il eut des habitants en nombre suffisant pour être
érigé en paroisse. Une petite église, dont le chœur
roman subsiste toujours, fut alors construite ; Saint

Léger, évêque d'Autun, dont le nom était en grande
vénération, fut choisi comme patron, et la localité
figura dans la liste des paroisses relevant de l'Évêché
de Nevers.

Le pays, à cette date, appartenait à une famille
dont un membre, Geoffroy de Pougues, devint, en
1193, sénéchal de Nevers, en compagnie de Gaucher
de Joigny. Quelques années plus tard, c'est-à-dire en
1106, après le Concile de Paris, la contrée fut traversée
par le pape Pascal II, avec un éclat que son succes-
seur, l'infortuné Pie VII, ne devait point retrouver
dans nos parages, à l'aurore du dix-neuvième siècle.
Puis nous voyons, en 1309, que la seigneurie du lieu
était aux mains d'une dame Agnès de Fontenay.

Pendant le moyen âge, à cause sans doute de sa
petitesse, Pougues ne semble pas avoir eu une part
bien active aux guerres qui désolèrent la région; il dut
néanmoins en ressentir le contre-coup, comme il avait
éprouvé précédemment les effets de l'invasion des
Barbares, par suite de sa proximité avec Nevers et
La Charité, villes si souvent désolées à cette époque.
Rien n'est donc à dire sous ce rapport.

Rappelons seulement, à titre de souvenir, que les
discordes civiles qui divisèrent la patrie en ces malheureux temps donnèrent naissance à la féodalité.
Chaque officier commandant des divisions et des sub-
divisions du territoire regarda la contrée soumise à
son autorité comme un bien propre, tout en recon-
naissant une certaine hiérarchie vis-à-vis des grades
respectivement supérieurs. Alors, dit le judicieux
Guy Coquille, « il n'y avait point de terre sans sei-

» gneur, et chacun était seigneur dans tout le ressort
» sur teste et col, vent et prairie; tout à lui, forest
» chenue, oiseaux dans l'air, beste au buisson, cloche
» qui roule, onde qui coule ».

Le pays, qui était dans le comté de Nevers, suivait
naturellement la coutume du Nivernais, dont le sieur
de Romenay nous a laissé un précieux commentaire.
La justice du lieu, moyenne et basse, touchait à celle
des chanoines de Nevers qui possédaient Germigny ;
elle avait elle-même sous sa juridiction la châtellenie
de Garchizy, et l'on voit, avant la Révolution, le
dénombrement du fief et de la justice dudit lieu dans
un acte du 9 novembre 1777, au rapport de Me Bal-
langer, notaire à Pougues, contenant aveu par
Jacques-Dominique Chaillot, ancien trésorier de France,
au bureau des finances de Moulins.

En fait de personnages connus qui semblent avoir
eu une origine pougoise, nous ne citerons que les
suivants :

Hugues de Pognes, marchand à Nevers, nommé
deux fois, en 1425 et 1426, maître particulier de la
monnaie de cette ville ;

Pierre VII de Pougues, élu évêque de Nevers en
1430, et dont la consécration n'eut pas lieu ;

Pierre de Pougues, chanoine de Nevers, que l'on a
quelquefois identifié avec le précédent, et qui présida,
le 10 juin 1468, un procès intenté contre le doyen du
chapitre, Jean Lyote, dont la cause fut déférée en cour
de Rome, après avis conforme de Guillaume Coquille,
représentant le bailli royal de Saint-Pierre-le-Moûtier;

Et un autre Pierre de Pougues, procureur et praticien à Nevers, dont le nom figure dans différents arrêts criminels rendus par le Parlement de Paris, en 1524.

Ces quelques indications sont, il est vrai, assez insignifiantes, mais elles sont utiles pour nous renseigner sur le pays pendant un si long intervalle. Or, voici qu'à partir de 1568, Pougues prend un certain essor pour le continuer avec succès pendant au moins deux cents ans, grâce à sa source, qui commence à être connue. C'est la plus belle période de son histoire, ou plutôt c'est alors que son histoire est intimement liée à celle des eaux ; aussi nous en profiterons pour parler de l'origine de ses sources, en passant, par digression, comme le veut l'Arioste, au chapitre suivant.

CHAPITRE IV

FICTIONS SUR LES EAUX DE POUGUES

> Sa fille Saint-Marcel fut son enfant premier,
> La belle Saint-Léger, son second et dernier.
>
> CHARLES DE MASSAC.

Chez les Celtes, les fontaines et les rivières avaient leurs divinités protectrices, et on leur rendait un culte plus ou moins bizarre. On ne sait au juste si les eaux de Pougues furent jadis, comme celles de *Nisiné* (Saint-Honoré), l'objet de la vénération de nos ancêtres ; toujours est-il qu'elles sont entrées dans le

domaine des fictions. Or, après tout, pourquoi, à
l'exemple des eaux de Castalie, n'auraient-elles pas
inspiré les poètes ? Voici donc, d'après eux, l'origine
des célèbres fontaines nivernaises, et en lisant ce
récit, il ne faut pas s'étonner, vu l'époque, si, à l'in-
verse du Dante, ils ont mêlé à la Mythologie quelques
idées chrétiennes. Sans en apprécier le caractère, nous
nous bornons simplement à en faire un résumé à titre
de document, et, comme tel, très propre à donner une
idée du goût de ce siècle et du génie plus ou moins
médiocre des auteurs ; nous y ajouterons quelques
mots pour servir de liaison :

« En un champ d'un antique pourpris, non loin du
fleuve aux eaux rampantes (Liugad), existe un petit
pays du nom de Pougues, ainsi appelé de la nymphe
Pégée qui, ayant connu l'antique Liger (Loire), y
accoucha de deux enfants, la candide Saint-Marcel,
ainsi nommée de Mars, son aïeul, et la belle Saint-
Léger, la deuxième et dernière. Toutes deux, en gran-
dissant, éclipsèrent les jeunes nymphes du voisinage ;
aussi Apollon, les considérant un jour, s'éprit de la
candide Saint-Marcel, qui, voulant rester vierge, s'en-
fuit à son approche, comme le canard à la vue du
gerfaut vorace. Touchée du péril de sa fille, Pégée, au
désespoir, adressa une suprême prière au vieux Loire,
son père, qui la changea en source. En vain le dieu
du jour, à cette vue, se désole, s'irrite et demande
pour elle un nouveau destin ; la charmante Saint-
Marcel reste liquide. Eh bien ! dit le fils de Latone, tu
seras ma fontaine ; et puisque, plus dure que la pierre,
tu m'as résisté, ton eau fera fuir des corps la pierre et

des reins les cailloux durcis par un long temps ; à travers les bois épineux et les chemins abrupts, tu dois désormais courir ; il convient donc que j'accorde à ton eau la vertu de faire voie à la rate et au foie ; et pour te combler de biens, parce que la course mêlera à ta blancheur un vermeil fleurissant, je veux que tes ondes dissipent la jaunisse et le teint vert-pâle des jeunes filles. »

Assurément, une fée bienfaisante n'aurait pas fait, au moyen âge, de plus magnifiques promesses.

Quant à la belle Saint-Léger, inconsolable comme la plaintive Philomèle, elle se voyait séparée de sa bien-aimée sœur. Aussi pria-t-elle son père de la transformer pareillement en fontaine. Sensible à la prière de sa cadette, Liger ne put s'empêcher de la changer en source et de la faire vivre ainsi auprès de sa sœur.

Cependant, les nymphes du voisinage, courant à la recherche des deux sœurs, fondirent également en eau par sympathie pour elles. Grâce à cette métamorphose, plusieurs sources existent maintenant dans la contrée, et Parize, qui alla le plus loin, jaillit aux Fonts-Bouillants. Depuis, assure-t-on, à quelque distance de ce lieu, sur la pierre qui danse, l'on voit parfois en temps de lune quatre belles demoiselles ; ce sont sans doute les nymphes d'autrefois qui reprennent là pour un instant leur forme primitive.

Dans ces derniers temps, paraît-il, la charmante Saint-Marcel s'est éclipsée ; elle a mêlé, dit-on, ses eaux à celles de la belle Saint-Léger, qui, douée d'une double vertu, peut rendre désormais plus de services aux malheureux humains.

D'après la philosophie cabalistique, cette créature
élémentaire, supérieure à l'homme en connaissance
et en pouvoir, n'a sa raison d'être que parce qu'elle a
dû être unie, dès le principe, à Pougues par un de ses
liens mystiques qui existent toujours entre les esprits
de cette nature et les lieux, les familles et les tribus
qui leur ont été départis par le destin, de sorte que
quand Pougues disparaîtra de ce monde, la fille de
Pégée rentrera aussi dans le néant. Nul doute qu'à ce
moment elle ne reprenne faiblement sa première forme
et qu'elle ne chante d'une voix plaintive comme la
Dame Blanche d'Avenel :

> Je sens expirer ma puissance,
> Je vais m'anéantir, je n'en puis plus douter ;
> Je n'ai plus droit à l'existence,
> Lorsque le nom de Pougue a cessé d'exister.

Bien différente des esprits follets, qui se plaisent à
tromper, à tourmenter les hommes, la nymphe de
Pougues n'est ni mobile, ni fantasque ; pour faire un
plus grand bien et dans des circonstances critiques,
elle reprend même ici sa première forme. Témoin
Augustin Courrade, qui vivait en 1634. Selon lui, un
monstre à sept têtes, l'Hydre Féminine, prenait le
cruel plaisir d'attaquer les personnes du sexe et souvent les faisait mourir. Pour vaincre un tel monstre,
ne fallait-il pas un nouvel Hercule ? Nullement ; car
voici que tout à coup, sortant sans doute de la fontaine, comme une naïade d'autrefois, une jeune fille
belle comme le jour, forte comme le dieu Mars, se
présente avec assurance devant le reptile étonné. C'est

la Nymphe Pougoise, la belle Saint-Léger, qui, après une lutte acharnée, réussit enfin à abattre les sept têtes de l'horrible serpent.

Sous les voiles de l'allégorie, il est facile de comprendre que les sept têtes caractérisent les sept maladies des personnes du sexe, qui trouvent aux eaux de Pougues leur complète guérison. Cette explication bien simple, nous fait rentrer dans le domaine de la réalité et nous amène à parler de la nature de la source Saint-Léger.

CHAPITRE V

NATURE DE LA SOURCE SAINT-LÉGER

> Elle venait de voir un ange,
> Qui nous menaçait du mélange,
> Du chaos et des éléments.
>
> ADAM BILLAUT.

D'après la nature des terrains et l'état de l'atmosphère, l'eau de pluie, en tombant sur le sol, se partage en trois parties.

Une première partie s'écoule par ruissellement, à la surface même du sol, surtout lorsqu'il est presque imperméable ; une autre remonte vers l'atmosphère, par évaporation plus ou moins rapide, suivant le degré de chaleur et de sécheresse ; une troisième enfin pénètre dans l'intérieur de la terre, soit par les fissures de la croûte terrestre, en vertu de la force de

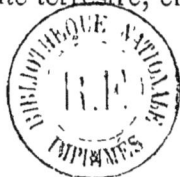

2

gravité, soit par les pores des différentes roches, grâce à la même force de gravité et à l'attraction molécu-laire, pour y circuler ensuite par infiltration et libre canalisation.

L'eau entre ainsi dans la terre, pure et froide ; mais quand elle pénètre à une certaine profondeur, elle devient chaude et minéralisée ; car tout le monde sait que la température augmente à mesure qu'on descend dans l'intérieur de la terre. Quand, à la suite de son passage à travers le sol, elle contient une quantité de substances minérales telle qu'elle cesse à peu près d'être potable, elle est dite minérale, et, à ce titre, souvent médicinale.

Les eaux courantes, en effet, en traversant les dif-férentes couches terrestres, agissent sur les roches par érosion et décomposition. Par exemple, l'eau devient saline par contact avec une nappe de sel gemme, et l'acide carbonique qu'elle contient, en ren-contrant le feldspath, qui est composé de silicate de potasse et de silicate d'alumine, se porte vers la pre-mière matière pour former un carbonate de potasse soluble dans l'eau ; l'acide silicique, qui reste, est égale-ment dissous, et se touve entraîné par elle, ainsi que le silicate d'alumine, qui demeure insoluble et la trouble.

Dans cette action, les eaux se chargent de prin-cipes volatils ou fixes auxquels elles doivent leurs propriétés minérales et, conséquemment, médicinales. C'est que le sol contient certaines substances dont les acides se dégagent au passage de l'eau, soit parce qu'ils ont pour elle une grande affinité, soit parce qu'ils sont chassés par un acide plus fort. Presque toujours, aussitôt formés, ces acides se combinent de, nouveau à des bases pour former de nouveaux sels,, lesquels peuvent être, à leur tour, décomposés suivant le même procédé, qui se renouvelle ainsi sans cesse.

Généralement, les eaux minérales empruntent leur, nom à la substance minérale qui est en elles prédomi-, nante. Ainsi, les eaux de Sedlitz sont des sources salines (chlorure de sodium, sulfate de magnésie); celles de Casamicciola, des sources alcalines (carbonate de soude); celles de Baden, des sources sulfureuses (acide sulfhydrique); celles de Vichy, des sources ferrugineuses et acidules-ferrugineuses (oxyde de fer et acide carboniqūe).

Dès 1776, les eaux dé Pougues avaient été analysées, et on y avait trouvé des parties volatiles de fer, une sorte de sel analogue au natrum et une terre absorbante mucilagineuse.

Les progrès de la chimie ont permis de faire un examen plus complet de ces eaux. Certes, personne ne s'aviserait de diré aujourd'hui, comme jadis le bon Pidoux, que cette sciencę est un art fatal inspiré par l'enfer. Car, malgré cet anathème, la chimie, en faisant sans cesse de nouvelles découvertes, permet de décomposer la matière en ses éléments primordiaux, afin d'en préciser la nature et d'en mieux connaître les propriétés.

Analysée avec soin, l'eau de Pougues contient des traces d'iode et de potasse, une grande quantité d'acide carbonique, tant à l'état libre qu'à l'état de combinaison, sous forme de carbonate de chaux, en propor-

tion considérable, et à l'état de carbonates de soude et
de magnésie, en bien moindre quantité. « Aussi peut-
on la définir, dit M. Landouzy, une eau alcaline, froide,
bicarbonatée calcique, ferrugineuse faible, gazeuse ».

« Il est bien entendu, ajoute le docte professeur, que
quand on parle de l'eau de Pougues, il s'agit toujours
de son plus beau fleuron, c'est-à-dire de la source
Saint-Léger, à l'exclusion des quatre autres sources
qui existent actuellement au pays ».

Voici donc, par litre, l'analyse qu'ont faite de cette
eau quelques médecins, et particulièrement M. le docteur Mialhe :

Acide carbonique des carbonates.	1 gramme	6692
Acide carbonique libre	1 —	3190
Acide chlorhydrique	0 —	1271
Acide sulfurique.	0 —	1098
Chaux	0 —	6400
Soude	0 —	4776
Magnésie	0 —	1172
Matières organiques	0 —	0320
Silice	0 —	0250
Oxyde de fer	0 —	0120
Lithine	0 —	0040
Potasse	traces.	
Iode	traces.	

Le caractère particulier de cette eau, assez analogue
aux eaux de Spa et de Seltz, en Allemagne, à celles
de Saint-Alban et de Vichy, en France, se trouve dans
la présence du carbonate de chaux, d'acide carbonique
libre et de peroxyde de fer. Il est donc dès maintenant facile de comprendre qu'elle a une efficacité
certaine dans les cas d'acidités pathologiques de l'or-

ganisme (diathèse urique, hyperchlorhydrie), et dans les maladies où le fer est indiqué comme spécifique (chlorose, etc.).

La source Saint-Léger émerge du terrain jurassique, à une température de douze degrés ; elle est d'une grande limpidité, d'une transparence absolue, inodore et légèrement styptique. Elle ne noircit pas les dents lorsqu'elle est ingérée. Son goût, légèrement piquant, la rend très agréable au palais et très digestive ; son débit est de 15,000 litres par vingt-quatre heures.

La cure à Pougues consiste essentiellement dans la boisson. Durant la saison, qui dure du 15 mai au 1er octobre, l'eau est prise à jeun, à la dose de un à cinq verres par jour, suivant les maladies. On conseille une petite promenade dans le parc entre chaque verre ; on peut encore l'absorber aux repas, en la mêlant au vin. Si on la jette de haut dans un verre où l'on aura versé quelques cuillerées de vin de Chablis et un peu de sucre, on obtiendra un délicieux rafraîchissement.

Pendant les années de sécheresse, elle sort plus pure des couches minérales ; elle n'est point, en effet, mêlée aux eaux boueuses des pluies, la chaleur rend son action plus rapide ; et, partant, plus favorable est son usage et plus grande son efficacité.

Bien que perdant quelques principes volatils par le transport, elle agit, même dans ce cas, presque toujours avec succès. D'après certains médecins, on doit, en hiver, la chauffer au bain-marie jusqu'à douze degrés, température du griffon.

Quoique jouant dans l'organisme un rôle identique à celui des eaux alcalines sodiques, elle n'en possède pas les inconvénients.

« Son mode d'action, dit le docteur Roubaud, présente ordinairement les caractères suivants : Dès le début, outre quelques maux de tête, quelques vertiges, d'ailleurs exceptionnels, elle produit un effet laxatif auquel succède bientôt une constipation de courte durée ; puis l'appétit revient, engendrant parfois une faim canine et une vive soif. La digestion se fait plus rapidement ». — « Il y a, en deux mots, conclut M. Landouzy, stimulation générale, stimulation locale élective sur les fonctions gastro-intestinales. Ce sont, en somme, des phénomènes d'excitation dont bénéficient les organes digestifs, et tous les éléments du suc gastrique, sauf le chlore, sont augmentés ».

Il va sans dire qu'à Pougues, les précautions nécessaires ont été prises pour éviter toute influence des microbes et de causes étrangères plus ou moins pernicieuses.

Ainsi, pour résumer, sous ce rapport, les détails renfermés dans le compte rendu du voyage accompli dans le Centre par les médecins en 1899, nous nous bornerons à constater ce qui suit :

En ce qui concerne la buvette : Toute communication de la source avec l'air est empêchée par une cloche en verre ; — le tuyau qui amène l'eau est à un mètre cinquante au-dessous du niveau supérieur ; — pendant son ascension à la hauteur de la grille, le

verre est protégé par un couvercle qui, au moyen
d'un ingénieux procédé, ne s'enlève qu'au moment où
il peut être pris par le buveur.

En ce qui concerne l'embouteillage : Toute nouvelle
bouteille est nettoyée ; — mise dans un panier et
trempée dans de l'eau acidulée ; — posée sur un
ajoutoir, le goulot en bas, pour recevoir un jet d'eau
stérilisée ; — placée dans un casier de telle sorte
qu'aucune poussière ne puisse y pénétrer ; — amenée
au robinet d'embouteillage, lui-même protégé par une
tablette de verre ; — enfin fermée tout de suite avec
un bouchon trempé dans le bisulfite de soude.

Après avoir exposé les diverses propriétés de la
source Saint-Léger, il est facile d'énumérer les maladies qu'on peut traiter à Pougues.

CHAPITRE VI

MALADIES TRAITÉES PAR L'EAU DE POUGUES

> Merveilleuse et belle fontaine,
> Dont l'incomparable bonté
> Nous rend une preuve certaine
> Que tu sais donner la santé.
>
> ADAM BILLAUT.

« La cure d'eau est indiquée à Pougues, selon
M. Landouzy, soit pour des motifs d'ordre général,
soit en cas d'affections locales.

» Au point de vue général, cette eau est l'eau des
débilités, des affaiblis, des anémiques, quelle que soit

la maladie qui ait nui à l'organisme, quand l'hypo-
pepsie, la dyspepsie, sont les caractères symptôma-
tiques de leur état. — Le goutteux atonique, asthé-
nique, le diabétique arthritique, vieux, fatigué,
trouvent ici plus de soulagement qu'aux eaux alcalines
chaudes, lorsqu'ils sont arrivés à cette période de
dépression, de dénutrition, où l'état général à remonter
est plus important que le symptôme glycosurie.

» Au point de vue des indications localisées, qui font
le spécifique de la source Saint-Léger, les malades
gastropathiques, qu'ils soient atoniques, neuro-moteurs
ou hypopeptiques, verront les propriétés excitantes
de cette eau modifier rapidement, parfois définitive-
ment, le mauvais fonctionnement de l'estomac. Grâce
aux pratiques externes auxquelles sera soumis le
malade, la nutrition sera profondément changée, les
modes de réaction seront transformés, et les causes
premières de la lésion stomacale (souvent perturbation
du système nerveux) avantageusement combattues ».

Des indications ainsi données par le savant professeur, on peut tirer cette conséquence : c'est que les
affections traitées efficacement par les eaux de
Pougues sont notamment celles dont nous allons
parler.

La *dyspepsie* ou difficulté de digestion, qui provient
habituellement soit d'un défaut d'hygiène, soit d'un
manque de tonicité du muscle, soit enfin d'altérations
quantitatives ou qualitatives des secrétions gastri-
ques.

Dans le premier cas, pourvu d'ailleurs qu'on supplée
à l'insuffisance ou à la mauvaise qualité des mets,

l'eau de Saint-Léger amènera une rapide guérison,
car elle empêchera une simple erreur d'alimentation
de dégénérer en affection chronique, qui serait ingué-
rissable.

Dans le deuxième cas, c'est-à-dire lorsque le muscle
gastrique est atone, les douches et l'usage interne de
la même eau lui donnent suffisamment d'énergie pour
accomplir l'acte indispensable de la digestion.

Dans le troisième cas surtout, qui est relatif aux
plus communes maladies de l'estomac, provenant de
l'altération de ses secrétions, l'eau dont il s'agit
accomplit véritablement des merveilles. D'un côté,
par ses sels alcalins, elle sature les excès d'acide chez
les hyperchlorhydriques, supprimant en même temps
les aigreurs et les douleurs ; d'un autre côté, par sa
nature excitante, elle provoque chez les mêmes personnes une secrétion intense des principes nécessaires
à la digestion, tout en faisant renaître l'appétit.

Cette action sur les fonctions digestives indique tout
de suite le succès de notre eau sur certaines maladies
telles que la *chlorose*, l'*anémie*, la *scrofule ;* les affections accompagnées d'atonie générale et fréquemment
d'un mauvais état de l'estomac.

Cette eau, en effet, d'une part, tonifie les tissus,
rend la vie cellulaire plus intense, améliore les fonctions stomacales, et, d'autre part, donne à l'organisme les principes du fer qui lui manquent, et le fer,
inassimilable à l'état ordinaire, est ainsi absorbé grâce
à son association avec les alcalins.

Les eaux de la source en question seront particulièrement efficaces dans les *engorgements biliaires du*

foie et dans les affections classées par M. Bouchard
sous le nom de maladies par ralentissement de la
nutrition : *diabète, obésité,* et toute la suite des affections dues à la *diathèse urique, goutte articulaire* ou
viscérale, calculs rénaux et *vésicaux.*

Dans les affections du foie (qui est un facteur
important de la digestion, puisqu'il dépure le sang), à
la différence des eaux sodiques, l'eau de Saint-Léger
n'accentue aucunement la faiblesse du malade ; elle
augmente l'activité de l'organe biliaire, et ainsi le sang,
plus épuré, coule avec plus de vivacité, tandis que les
matériaux d'épuration, en plus grand nombre, forment
aussi une plus grande quantité de bile, facilitent la
digestion, accroissent la nutrition, de sorte que, dans
ces conditions, le cerveau, débarrassé, n'est plus en
proie à des humeurs noires et, partant, à l'hypocondrie,
à la lypémanie.

Dans le diabète, occasionné par des substances
transformées en sucre, l'action des alcalins que
contient l'eau dont il s'agit produit vraisemblablement
une oxydation plus complète des substances organiques et la régularisation des fonctions digestives.

Dans la goutte, qui est causée par un excès d'acide
urique retenu dans l'organisme, en conséquence de la
diminution de l'alcalinité du sang et de la prédomi-
nance des acides oxalique et lactique, l'injection de
l'eau de Saint-Léger rend à l'organisme les bases
nécessaires à la neutralisation de ces acides, dont la
nocivité se trouve ainsi annihilée.

Dans les cas de calculs rénaux et vésicaux, notre eau
purifie la bile, et, en pénétrant dans les reins et la

vessie, elle les débarrasse des parties gluantes et visqueuses, de sorte qu'elle fait disparaître, et les petits cailloux qui compriment la bile dans le foie à la suite d'une mauvaise disposition de l'organisme, et les principes salins d'une solution difficile qui se déposent dans les cavités, lorsque l'eau absorbée n'arrive pas en quantité suffisante dans les conduits de l'urine.

En faisant tiédir l'eau de Pougues, on peut traiter avec avantage les hyperchlorhydriques et les dilatés. Ainsi les médecins de la station ont prouvé que si cette eau est chauffée à 35°, elle cesse d'être excitante, car, une fois portée à cette température, elle perd son acide carbonique et devient ainsi calmante et sédative de l'estomac. « Elle soulage sous cette forme, ajoute M. Landouzy, les gastropathiques hyperchlorhydriques au même titre qu'elle s'approprie aux hyperchlorhydriques quand on l'administre à son état naturel. Il a suffi d'un changement dans la manœuvre, dans la prosologie pour atteindre ce résultat.

· » En somme, conclut l'éminent professeur, l'indication de la cure de Pougues est essentiellement *gastrointestinale*: soit que le malade souffre, organiquement ou fonctionnellement, de l'estomac ou de l'intestin, sans répercussion appréciable sur les autres organes ; soit qu'il éprouve de ce trouble premier un retentissement sur son foie et sur ses reins ; soit que sa débilité vienne de l'altération gastro-abdominale, ou que sa neurasthénie première ait choisi l'appareil digestif pour localisation préférée. Ajoutons que si la spécialisation thérapeutique appartient, en fait, à l'eau de Pougues, on associe avec succès, à la cure hydrominérale, suivant la considération du support et des autres circonstances, bains de siège, grands bains, douches, marche exécutée avec méthode et avec progression convenable ».

En raison de sa vertu dans toutes les affections qui viennent d'être énumérées, la source Saint-Léger, d'abord autorisée pour l'exploitation par édit de Louis XIV rendu en 1670, a été reconnue d'utilité publique par décret du 4 août 1860.

Il ne faudrait pas conclure, toutefois, des merveilleuses propriétés de l'eau de cette source, à son efficacité dans toutes les affections connues. Nul remède n'est universel et toute panacée est un mythe. Heureusement, il n'y a plus aujourd'hui, comme au moyen âge, d'alchimiste à la recherche de la pierre philosophale. Il est toujours vrai de dire que les maladies qui ont des causes différentes doivent être combattues par des moyens différents.

Aussi les eaux de Pougues sont-elles indiquées comme étant dangereuses : 1º dans toutes les affections des organes respiratoires ou cardiaques, et de tout l'appareil circulatoire ; — 2º dans les maladies de la peau et du cerveau : névrose, hystérie, épilepsie, chorée ; — 3º dans les cancers du foie et de l'estomac ; — 4º enfin dans les maladies aiguës en général.

C'est pourquoi, crainte d'appliquer des remèdes qui, en guérissant un mal, n'en fassent revenir un autre, il importe, avant tout, de s'en rapporter à un médecin sérieux qui, après examen général du malade, verra si l'affection est justiciable de la cure d'eau, réglera la dose qu'il conviendra de prendre, le service

thérapeutique qu'il faudra suivre, et les moyens hygiéniques, tels qu'alimentation, promenades et réactions,
qui seront indispensables, à titre de complément de
traitement, pour arriver, sinon à une complète guérison, du moins à une amélioration sensible.

Aussi, dans la belle conférence qu'il a faite à
Pougues, le 13 septembre 1899, au cours d'un voyage
aux stations du Centre, M. Landouzy a-t-il fait cette
juste remarque : « Nos confrères (les médecins) savent
qu'ils ont à traiter moins avec des états morbides
qu'avec des malades dont les troubles organiques ou
fonctionnels sont le reflet pâle ou éclatant, apparent
ou fruste, de vices diathésiques héréditaires ou acquis,
d'infection ou d'intoxication. Ils savent tout cela, sous
peine, s'ils l'ignoraient, de conséquences graves, de
préjudices sérieux qu'encourent nos malades traités
aux stations thermales d'après des diagnostics erronés
ou incomplets, sur des indications mal reconnues,
avec des prosologies inconsidérées. »

Une personne qui a déjà suivi ici un traitement ne
peut raisonnablement se dispenser de recourir à une
nouvelle consultation, si elle veut parer à certains
inconvénients : qu'il nous soit permis de citer, à cet
égard et à titre de digression, un fait que nous rap-
porte saint Augustin : « Un homme, dit le grand
évêque, pressé de quelque incommodité, fit venir un
médecin qui lui donna un remède, grâce auquel il fut
immédiatement guéri. La même incommodité s'étant
fait ensuite sentir, il voulut, sans nouvelle consultation, user du même remède, qui, cette fois, ne lui
produisit aucun soulagement, de sorte qu'étant fort

surpris, il envoya chercher le docteur et lui demanda comment le remède qui lui avait procuré un si grand bien, la première fois, ne l'avait aucunement soulagé la seçonde. C'est, répondit le médecin, en riant, que je ne vous l'avais pas donné moi-même. »

Conclusion : le temps et les circonstances peuvent amener de sensibles modifications dans l'état d'un malade ; il importe donc de s'en rendre compte avant de faire usage d'un remède naguère ou jadis déjà prescrit.

Les indications contenues dans ce chapitre justifient pleinement les éloges que décernait à notre source maître Adam Billaut. Par suite des cures qu'elle réalise depuis longtemps, il est facile de comprendre que cette source doit avoir une histoire plus ou moins intéressante. Aussi, pour donner toute satisfaction sous ce rapport, nous en parlerons dans le chapitre suivant.

CHAPITRE VII

HISTORIQUE DES EAUX DE POUGUES

Les rois, la renommée ont célébré ces eaux ;
Buvez et vous aurez remède à tous vos maux.

Une Macédoine.

La source Saint-Léger a fait l'objet de plusieurs commentaires ; depuis longtemps, de nombreux étrangers viennent la visiter chaque année ; et certes, comme le dit le poète, son nom est passé à la renommée.

Parmi les ouvrages composés sur les eaux de Pougues, nous pouvons citer les suivants :

Un poème latin du quinzième siècle, de Raymond, doyen de la Faculté de médecine d'Orléans, que son fils Charles traduisit en français ;

Opuscule sur *La Vertu et l'Usage des Eaux de Pougues*, publié, vers 1584, par le docte Pidoux, avec un autre opuscule sur l'emploi de la douche, que Mme de Sévigné, pourtant si spirituelle, devait appeler plus tard « la répétition du Purgatoire » : « Car là, disait-elle, il faut tout souffrir et l'on souffre tout, et l'on n'est point brûlée, et l'on se met ensuite dans un lit chaud, et l'on sue abondamment, et voilà qui guérit » ;

Discours de l'origine des Fontaines, avec plan gravé sur bois, composé, en 1592, par Antoine de Fouilloux et commenté ensuite par le bon médecin de Louis de

Gonzague, puis de plusieurs rois de France, le même Pidoux, en un mot, qui mourut doyen de la Faculté de Poitiers ;

Autre poème, mentionné dans le chapitre III, intitulé : *Les Fontènes de Pougues*, écrit en latin, vers 1605, par Raymond de Massac, et que son fils Charles traduisit en vers pour Catherine de Lorraine, duchesse de Nevers, tout en ayant un mot d'éloge notamment pour la « vierge illustre de Guise », qui devait épouser Monsieur, frère de Louis XIII, et mourir en donnant le jour à la grande Mademoiselle ;

Un petit poème très curieux, composé, la même année, par Jean Bougeaut, sieur de Cheverne, dont voici les derniers vers :

> De nos communs excès, la nature lassée
> Dans ces lits sablonneux trouve sa panacée.
> Les membres épuisés reverdissent encor,
> L'estomac fatigué reçoit bonne allégeance.
> Le pauvre graveleux est tiré de souffrance
> Aussitôt qu'il descend en ces piscines d'or.

L'*Ode à la Fontaine de Pougues*, où maître Adam Billaut, le menuisier-poète de Nevers, décerne des louanges à la bonne Louise-Marie de Gonzague, en reconnaissance d'un voyage en Italie et du séjour en l'hôtel de Nesle, si cher à la belle Henriette de Clèves, sa grand'mère ;

L'Hydre Féminine combattue par la Nymphe Pougoise, qu'Augustin Courrade fit paraître en 1634, et dont il a été question dans le chapitre IV ;

Les Observations sur l'Usage des Eaux de Pougues, publiées, en 1768, par Beaulieu ;

La *Lettre de M. Le Roy*, professeur royal de la
Faculté de médecine de Montpellier, en date du
10 mai 1776, adressée à M. de La Rue, intendant des
Eaux de Pougues, avec réponse, en forme de mémoire,
par le sieur Mauguin de Gauthière, du 27 décembre
suivant ;

L'*Essai sur les Eaux de Pougues*, composé, en 1840,
par le docteur Martin ;

Le *Guide pittoresque de la Nièvre et spécialement
dans Nevers et aux Eaux de Pougues*, que fit impri-
mer, en 1857, Mlle Elise Chevalier, fille de l'ingénieux
directeur qui a laissé son nom au nouveau parc créé
près de l'Etablissement thermal ;

Les deux comédies faites, cette année-là et l'année
suivante, par M. Charles Rodier de Montlouis, et qui
ont pour titre : *Henri III aux Eaux de Pougues* et *Le
Prince de Conti* aux mêmes Eaux ;

Les Notices et les Mémoires faits sur Pougues par
différents auteurs, et notamment par les docteurs
Roubaud, Subert, Barthe, Bazin, Bouchardat, Durand,
Fardel, Mialhe. Trousseau, Janicot ;

Une Macédoine, petit poème sur les Eaux de
Pougues, agrémenté de quelques boutades et mis au
jour en 1864, avec ces mots humoristiques en tête de
la préface :

> Lecteur, si vous cherchez les douceurs du sommeil,
> Cet ouvrage est pour vous un pavot sans pareil.

Mais à quoi bon nous attarder à faire une bibliogra-
phie plus ou moins intéressante : Ces quelques citations
ne suffisent-elles pas à nous donner une idée de l'inté-

.rêt qu'a excité depuis longtemps la source Saint-Léger. Rappelons donc maintenant les noms des principaux personnages qui ont contribué à la célébrité de cette source d'une incomparable bonté.

D'après la vieille chronique, Hercule y serait venu pour se guérir d'une gastrite ; Jules César y aurait trouvé la guérison de la gravelle. Puis le silence se fait à son sujet.

Au moyen âge, paraît-il, comme dans les temps barbares, il n'en est fait mention nulle part ; sa réputation date surtout du séjour qu'y fit, en 1568, Charles de Gonzague, duc de Nevers. Après lui, voici les personnes de haut rang qui ont suivi un traitement à Pougues :

Henri II, moins courtois, mais politique plus avisé que son père, si malheureusement atteint d'un coup de lance dans une joute organisée pour célébrer la paix de Cateau-Cambrésis, tandis que Charles d'Espagne, son ennemi « abandonné par la fortune qui n'aime pas les vieillards », prenait la résolution d'abdiquer.

La Reine-Mère, sans cesse occupée d'intrigues pour combattre tour à tour Guise et Coligny, nommons Catherine de Médicis, qui fonda cependant un couvent de Capucins pour loger, nourrir et soigner les buveurs, et qui fit placer, sur la margelle du réservoir, cette inscription latine, dont l'épigraphe en tête de ce chapitre peut servir de traduction :

Hic fons, cujus opem Reges et fama salutem
Laudavere bibas, promet utramque tibi.

Henri III, le roi fugitif de Varsovie, toujours

entouré de ses Mignons au collet à la fraise, tourmenté parfois de coliques néphrétiques tellement violentes qu'il croyait être *envoussé*, c'est-à-dire victime d'un maléfice, tandis que le bon Pidoux, pour le rassurer, lui faisait entendre ces paroles si sensées : « Sire, le sorcier qui rend Votre Majesté malade n'est pas de ceux qui se servent de grimoire : restez quelques semaines tranquille, et buvez de l'eau de Pougues. »

Henri IV, le bon Béarnais, malheureusement trop passionné pour les plaisirs, et tombé depuis sous le fer d'un de ces hommes qui, comme l'éclair, n'apparaissent qu'un instant, à la lueur du coup qu'ils frappent, pour s'abîmer aussitôt dans les supplices.

Louis XIII, qui composa, le croirait-on, le ballet de *l'Improviste*, et sur lequel les eaux de Pougues n'exercèrent pas grande influence, car, assiégé de mille soucis et n'ayant aucune sympathie pour son grand ministre, il fut toujours en proie à l'hypocondrie.

Monsieur, esprit toujours inquiet, allant de Pougues à Bourbon et de Bourbon à Pougues, reçu si pompeusement, puis si dédaigneusement à Nevers par la charmante admiratrice de l'infortuné Cinq-Mars, la princesse que Nanteuil nous représente petite, blanche, aux yeux et aux cheveux très noirs, la bonne Louise-Marie de Gonzague, en un mot, qui, devenue ensuite épouse de Ladislas de Pologne et plaisantée, à ce titre, par l'inconstant Gaston, lui répondit fièrement « que Monsieur était destiné à être Monsieur, elle pour être reine, et qu'elle était contente de sa destinée ».

Paul de Gondy, d'origine florentine, dangereux esprit, dit Richelieu, et même après la Fronde, tou-

jours si turbulent, dont les promenades avec Longue-
ville sont demeurées légendaires dans la région.

Louis XIV, toujours magnifique, et sa cour si
gracieuse où brillait alors d'un si vif éclat Fontanges,
qu'un subtil poison fit disparaître, comme une fleur
délicate, sans avoir connu les plaisirs de l'Ile enchan-
tée.

Mesdames, filles de Louis XV et de la pieuse et
douce Marie Leczinska de Pologne, souvent mélancolique, mais si religieuse, au milieu d'une cour qui lui
était à charge.

Le bienfaisant prince de Conti, gracié par le terrible
Fouquier-Tinville et mort sur la terre étrangère en
1814, dont la prédilection pour la source Saint-Léger
fut exprimée par cette inscription de Bouys, président
de l'élection :

> J'errais dans la contrée,
> Conti parut et je fus décorée.
> Ma source ne tarit jamais,
> C'est l'image de ses bienfaits.

Le philosophe de Genève, le paradoxal Jean-Jacques
Rousseau, toujours bourru et toujours malheureux,
qu'une boutade et un physique ridicule ont rendu
célèbre dans ce pays où, en compagnie de Trouflaut,
chez lequel, à Nevers « il s'était un jour mortellement
ennuyé », il faisait de longues promenades, grâce
auxquelles il remarqua l'anémone *pulsatilla* et l'*œno-
thera biennis* des sables de la Loire.

Le duc de La Vallière, véritable cordon-bleu ; le duc
de Laval-Montmorency, son noble compagnon ; le duc
de Villanova d'Espagne, et l'abbé de Saint-Simon, de

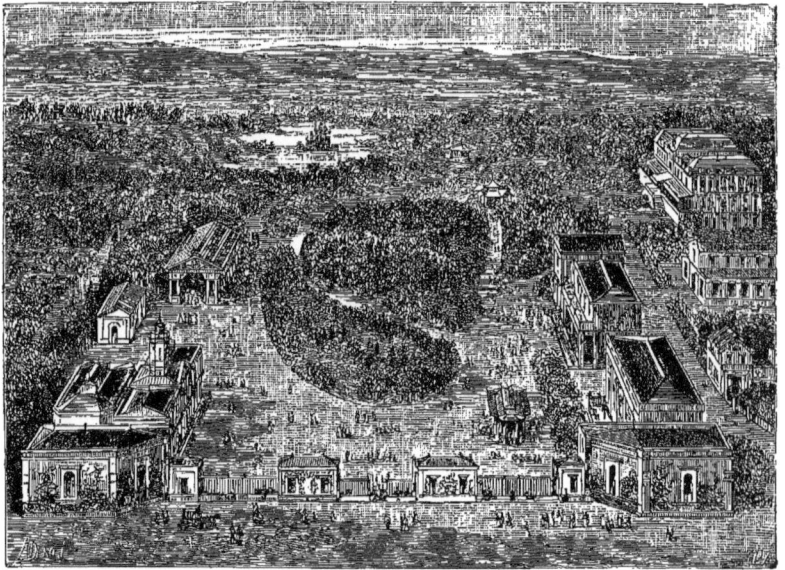

Le Parc et l'Établissement thermal

Narbonne, tandis que « toutes les maisons les plus honnêtes et les plus logeables étaient occupées par des seigneurs et dames, et les maisons du bourg remplies d'officiers de cuisine et de différents domestiques qui payaient bien leur place ».

Les Oratoriens, dignes fils du cardinal de Bérulle, qui, installés dans leur établissement de Nevers depuis 1746, louèrent une maison de repos pour les Pères et les Frères de la congrégation auxquels les eaux de Pougues ou de Bourbon étaient recommandées.

Survint 1789. Les bouleversements de la Révolution et les guerres de l'Empire ne laissèrent guère de loisirs pour songer aux stations thermales.

Et bien que Pougues ait reçu depuis, dans ses murs, des princes et des prélats, des généraux et des diplomates, qui ont passé, pour ainsi dire, inaperçus au milieu d'un nombre plus ou moins considérable de baigneurs et de touristes, il regrette toujours, assure-t-on, le bon vieux temps où les monarques, les princes et les ducs, alors en vogue, avec leurs cours et leur important personnel, organisaient des fêtes et réjouissances, faisaient des embellissements remarquables et attiraient, au pied du Mont Givre, la noblesse du Nivernais, les différents corps de la ville de Nevers et une multitude de personnes de toute condition accourues pour obtenir grâces, faveurs et protections. Au souvenir d'un si glorieux passé, il attend toujours avec confiance la visite de nombreux baigneurs, de grands personnages, de quelques chefs d'Etat surtout, afin de donner un nouveau lustre à sa station et de lui ouvrir une nouvelle ère de prospérité. Ambition légitime, après tout ; car, outre la vertu de ses eaux, l'installation parfaitement confortable de son établissement thermal, des sites charmants, un parc enchanteur, tout l'agrément enfin qu'on peut souhaiter de l'utile, font de Pougues, comme nous allons le voir, une station de premier ordre.

———··✂··—————

CHAPITRE VIII

LES PARCS ET L'ÉTABLISSEMENT THERMAL

> France, je te revois, pays chéri des cieux,
> Qu'ornèrent à l'envi les arts et la nature !
> Aux faciles travaux de tes enfants joyeux,
> Ton sein reconnaissant répond avec usure.
>
> Anonyme.

« Le voyageur qui va loin de sa patrie observe bien souvent des merveilles, et, lorsqu'à son retour, il raconte les choses les plus vraies, on ne le croit pas. Le vulgaire se défie de tout ce qui l'étonne. Je m'attends donc à trouver peu de crédit chez les hommes sans expérience. » Cette réflexion du poète de Ferrare s'est présentée d'elle-même à notre esprit en écrivant ce chapitre. Mais qu'importe ! au risque de paraître exagéré, comme le Chantre de la Maison d'Este, nous allons esquisser à grands traits ce que nous avons vu, en citant, à l'occasion, quelques passages de *Pougues-Journal*, qui, assurément, ne nous en voudra pas.

Après avoir suivi l'avenue de la Gare, où se trouve l'Hôtel du Châlet, et la route nationale, où s'élèvent, à droite, un peu loin, l'Hôtel de France, et plus près, à gauche, le Grand-Hôtel, voici le parc Chevalier, ainsi nommé du nom de son auteur, sorte de parc anglais où de belles avenues conduisent à l'entrée de l'Etablissement thermal. Un immense tapis de verdure recouvre le sol ; des haies d'aubépine le divisent avec art ; plusieurs villas et le Grand Hôtel Saint-Léger apparaissent çà et là dans de frais bocages, et des bancs permettent aux passants de se reposer paisiblement à l'ombre d'arbres touffus.

A l'extrémité ouest de ce parc est la magnifique allée où des tilleuls de Hollande furent plantés, en 1767, par le prince de Conti, qui, dans sa prédilection pour Pougues, fit édifier près de la source de nombreuses galeries et des constructions aussi variées qu'élégantes, que le temps et la tourmente ont malheureusement détruites.

Puis, près du Grand Hôtel du Parc, à la jonction des routes et des avenues dont le sommet est orné d'une croix où l'on vient s'agenouiller les jours de Rogations, on rencontre une place assez vaste décorée de deux faisceaux de lumières, parsemée de sable fin de Loire, que l'on arrose deux fois par jour, et qui attend toujours, paraît-il, une statue du bienfaisant prince de Conti.

Nous arrivons ainsi à la grille centrale, flanquée de deux petits pavillons, surmontée de l'inscription latine de Catherine de Médicis dont nous avons parlé. Après avoir franchi cette grille, toute l'attention se porte à

droite, où jaillit la source Saint-Léger, si connue en
France et même à l'étranger, cause du bien-être du
pays. Un escalier superbe en ciment, imitation cham-
pêtre, y conduit, et en haut, sur la margelle, des
jeunes filles choisies offrent, de fort bonne grâce, aux
abonnés et aux visiteurs, un verre d'eau minérale.

Tout en absorbant ce verre, on peut se rendre
facilement compte de la pression atmosphérique, de
la masse de vapeur d'eau contenue dans l'air, du rayonnement calorifique et du degré de température, en
regardant tour à tour le baromètre, l'hygromètre et le
thermomètre qui sont suspendus autour de la grille.

Près de là et toujours à droite, nous apercevons le
Casino avec ses dépendances, comme buvette aux
rafraîchissements variés, salon de lecture où se déta-
chent les tableaux des principaux personnages venus
à Pougues, salle de correspondance, près de laquelle
est placée une boîte aux lettres pour la plus grande
commodité de chacun. Derrière ce corps de bâtiment
apparaissent le garage des bicyclettes et les magasins
de l'Exploitation des Eaux.

Près de nous, mais à gauche, existent deux citernes
souterraines où sont emprisonnées les eaux destinées
aux bains et aux douches, puis l'Etablissement
thermal surmonté de l'horloge qui règlemente la vie
de la saison et dont la façade est souvent illuminée,
le soir, par d'innombrables becs de gaz. Cet établissement consiste notamment en deux corridors, dont
celui de gauche, consacré aux dames, comprend bains
de baignoire et bains de siège ; celui de droite, consacré
aux hommes, a la même distribution. Au fond d'une

antichambre est l'hydrothérapie, pourvue des appareils
les plus perfectionnés, dont un mur fait une sépara-
tion, semblable à la précédente, pour les deux sexes.
Après avoir subi la douche et, si l'on veut, les fric-
tions et le massage, on peut entrer dans la salle
hydrothérapique, dont les murailles sont revêtues de
faïence émaillée de vert et agrémentée de dessins
bleus. Là, deux arrosoirs tamisent à volonté l'eau
froide, l'eau chaude, et le mélange des deux eaux pour
retomber sur les patients volontaires en lames, en
jets, en pluie, en éventail ou en cercle, conformément
à l'ordonnance du docteur ; de sorte que dans ce
« nouveau Purgatoire », pour nous servir de l'expression
déjà citée de Mme de Sévigné, existent deux manières
d'opérer : l'une, lente, par un serpentin où circule la
vapeur ; l'autre, plus accentuée, par un barboteur qui
dégage la vapeur à nu et en pleine eau.

A la suite, un promenoir-châlet donne toute facilité
de se tenir à l'abri du mauvais temps et de circuler
au milieu de jeunes enfants heureux de se livrer aux
différents amusements mis à leur disposition. A côté,
un vaste bâtiment renferme le lavatory, une piscine,
une salle d'escrime, un appareil complet de gymnas-
tique, et enfin une galerie, succursale du Bazar de la
Nièvre, où l'on peut se procurer, soit à titre de souvenirs, soit à titre d'utilité, des faïences artistiques de
Nevers, de nombreux jouets pour les bébés.

Que dire maintenant du Parc de l'Etablissement
thermal, d'une superficie de huit hectares, sinon que
c'est un endroit délicieux, dont le tracé révèle le génie
d'un nouveau Le Nôtre. Si on n'a pas cru devoir,

comme dans d'autres pays, l'orner de vases, de grottes
et de statues antiques ou modernes, du moins on a
su y marier avec beaucoup de goût le style acadé-
mique et français au genre anglais et pittoresque. Ici,
sur une surface plane ou légèrement inclinée, des
pelouses bien veloutées et souvent arrosées ; des bor-
dures de couleurs symétriques et variées ; des fleurs
agréables et odorantes en quantité convenable et
finement disposées. Là, de belles avenues, tantôt
droites et profondes, tantôt recourbées avec grâce, où
l'on aperçoit des arbustes et des arbres de toutes
nuances, dont quelques-uns sont plus que séculaires ;
et surtout, vers occident, la majestueuse allée des
Soupirs (qui n'a rien de commun, heureusement, si ce
n'est le nom, avec le fameux pont de Venise), dont
les arbres aux rameaux taillés en ogive, représentent
si bien le transept d'une cathédrale ou une galerie
immense du moyen âge. Çà et là apparaissent dans ce
parc, soit à titre d'utilité, soit comme pour en exclure la
monotonie, le kiosque de la musique, quelques appareils pour la lumière électrique, une ou deux cabanes
rustiques, un grand plateau avec bancs champêtres,
une petite colline couronnée de sapins, d'où l'on
contemple les jolis coteaux des Coques et de Mimont.
Vers nord, au-dessus de tout ce paysage et comme le
dominant, le Splendid-Hôtel, véritable palais aux ter-
rasses et escaliers réellement princiers, au milieu
d'un massif de verdure et de fleurs éclatantes distri-
buées convenablement. Plus loin, enfin, vers le centre,
un lac, petit mais tranquille, comme celui de Chateaubriand, encastré dans de frais bosquets et réfléchissant

à la fois les ombres des arbres et les rayons du soleil. Là, tout charme, tout intéresse ; tandis que plusieurs canards aux différents plumages, quelques cygnes, dans leur majestueuse blancheur prennent leurs ébats sur les ondes dormantes, les enfants peuvent goûter les plaisirs d'une navigation sans périls, autour d'une toute petite île qui communique, par un pont rustique, avec les allées. A proximité, on voit successivement de jeunes daims qui font entendre parfois un cri rauque et perçant, les oiseaux de la volière qui s'unissent à la gent ailée perchée sur les arbres pour charmer l'oreille par leurs chants mélodieux, les petits animaux en cage et les troupeaux qui paissent dans les prairies.

Assis à l'ombre d'un vieux hêtre, comme le Tityre de Virgile, on éprouve, dans ce parc, des jouissances pures et ineffables. Si tout concourt aux plaisirs des yeux, tout également porte à l'âme je ne sais quel sentiment exquis de douceur ; il semble qu'ici, comme dans l'Eden chanté par l'aveugle Milton, « Dieu ait fait sortir de la terre féconde les plantations de la plus noble espèce ; un art trop raffiné n'a point arrangé ces arbres, ces fleurs, en couches désagréables ou en bouquets curieux ; mais l'homme industrieux, profitant des bienfaits d'une nature libérale, les a disposés avec grâce sur la colline, dans la plaine, là où le soleil du matin échauffe d'abord la campagne ouverte, et là où le feuillage impénétrable rembrunit à midi les bosquets. »

L'ennui, la tristesse, les soucis paraissent bannis de ce délicieux séjour, et toutes sortes d'attraits y sont rassemblés. Un monde élégant, affable et gracieux parcourt paisiblement les fraîches allées ; de charmants bébés circulent avec joie dans un phaéton traîné par des chèvres blanches comme la neige ; les doux sons de la musique se font souvent entendre, et on assiste toujours avec plaisir soit aux jeux des petits chevaux, de crocket, de law-tenis, de ball-trapp, soit aux différents tirs ou à des joutes d'armes tout à fait inoffensives.

Fortunate senex ! Heureux donc le vieillard, dirons-nous avec le Cygne de Mantoue, qui goûte ces charmes ! Heureux aussi, ajouterons-nous, le jeune homme qui partage ce bonheur ! Heureux l'enfant qu'abrite ce lieu enchanté !

Oh ! que n'est-il donné à la source, au parc, à l'établissement, d'être plus connus ! Nous avons tout lieu de croire que Pougues, grâce à ses avantages, tiendra bientôt un rang honorable parmi les stations thermales ; nous l'espérons d'autant plus que maintenant on pourra y faire non seulement commme jadis une cure d'eau, mais encore uné cure d'air, comme nous l'indiquerons dans les chapitres suivants.

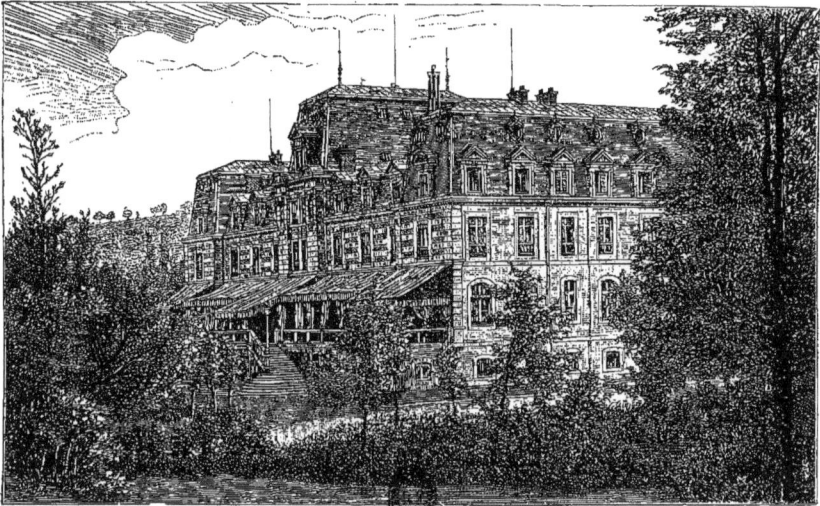

Le Splendid - Hôtel

CHAPITRE IX

CURE D'AIR

La respiration — L'atmosphère — Les climats.

> Les temps sont arrivés : cessez triste chaos ;
> Paraissez, éléments, dieux ; allez leur prescrire
> Le mouvement et le repos :
> Tenez-les renfermés chacun dans son empire.
>
> ROY.

D'après Hippocrate, il est essentiel, en entrant dans un lieu que l'on ne connaît point, d'en examiner l'exposition, les vents dominants, les saisons, la nature et l'élévation du sol, la qualité des eaux dont les habitants font usage et le genre de vie qu'ils suivent.

Conformément à ces conseils du grand médecin d'Athènes, nous appliquerons quelques principes de la climatologie à Pougues ; mais, au préalable, il nous paraît utile de rappeler les phénomènes de la respiration et les circonstances de la température.

Les phénomènes chimiques de la vie sont, chez presque tous les êtres, analogues à ceux de la combustion. Des matériaux nutritifs, riches en carbone et et en hydrogène, subissent, au contact de l'oxygène emprunté à l'atmosphère, une série d'oxydations, qui aboutissent finalement à la formation de l'anhydride carbonique et de quelques autres substances destinées à être rejetées au dehors.

Dans cet échange de gaz (absorption d'oxygène et

inhalation d'anhydride carbonique), le sang constitue l'intermédiaire entre les tissus du corps et le monde extérieur. C'est dans les poumons, chez les animaux supérieurs, que l'air vient revivifier le sang veineux vicié par les échanges gazeux de la combustion organique, et le renouvellement de cet air, qui est indispensable, est assuré par la ventilation pulmonaire. Cette ventilation consiste dans des mouvements alternatifs d'expansion et de resserrement de la capacité thoracique, c'est-à-dire, d'une part, mouvements de l'inspiration, qui aspirent l'air dans les poumons; d'autre part, mouvements de l'expiration, qui le rejettent au dehors.

Dans l'inspiration, les côtes s'élèvent, le diaphragme s'abaisse, et la capacité thoracique, qui se trouve ainsi augmentée, tend à faire le vide. A ce moment, les nombreuses vésicules pulmonaires se déplissent pour remplir ce vide, aspirant en même temps l'air extérieur. Alors cet air se trouve en contact avec la nappe sanguine qui existe dans les poumons, et lui cède de l'oxygène qui se fixe sur les globules rouges du sang. Cet oxygène, conduit, par les veines pulmonaires, au cœur, va ensuite, par les artères, porter la vivacité aux tissus les plus éloignés. Là, il se combine avec les cellules, produit des combustions dont les déchets font l'objet d'une formule chimique spéciale (CO_2 et H_2O), retourne avec le sang veineux dans le cœur et dans les poumons. Dans ce dernier passage, l'anhydride carbonique et la vapeur traversent les parois des capillaires sanguins, se mêlent à l'azote et à l'air non utilisé et ressortent dans l'atmosphère, par un acte tout passif de la cage thoracique. Alors le diaphgrame cesse de se contracter, les côtes s'abaissent, les vésicules pulmonaires, qui ont des propriétés élastiques, reviennent sur elles-mêmes, et le mélange des gaz s'échappe du corps : c'est la fin de l'expiration.

De cet aperçu, il est facile de comprendre combien la pureté de l'air est importante pour la santé. « L'air et la lumière, dit F. Marc, concourent merveilleusement à faire disparaître les miasmes délétères, tant est vrai le vieux proverbe : *Ove entrano l'aria e la luce, non entra il medico.* » Car, en définitive, les êtres vivants ne se nourrissent pas seulement d'aliments, il leur faut encore de l'air où l'oxygène doit se trouver dans de justes proportions, comme nous le verrons bientôt. C'est ce qui nous explique comment les plantes placées dans une cave, et conséquemment dans des conditions atmosphériques tout à fait défectueuses, s'effilent, s'atrophient et pâlissent. De même, l'homme qui vit dans des conditions semblables devient rachitique, il dégénère bientôt et enfin il se crétinise.

Puisque l'air joue un rôle si important dans les actes de la vie, il est bon d'en connaître la composition et d'examiner les modifications qu'il peut subir.

L'air dont se compose l'atmosphère n'est pas une composition chimique, mais un mélange. Ainsi, dans 100 litres, il y a sensiblement 21 litres d'oxygène, 79 litres d'azote et, en outre, une très petite quantité *d'argon*, d'anhydride carbonique, de la vapeur d'eau, souvent quelques traces d'ammoniaque et de nitrate.

L'air tient, de plus, en suspension, d'innombrables poussières minérales ou organiques.

Le gaz azote n'étant propre ni à la combustion ni à la respiration, ne saurait tout seul convenir à la vie des animaux. Le gaz oxygène, possédant des propriétés différentes, maintient la chaleur, entretient la vie par sa combinaison chimique avec le carbone et l'hydrogène des tissus ; mais quand il est en trop grande quantité, il agit trop énergiquement sur les organes de la respiration. L'argon est un gaz d'une inertie presque absolue et dont les affinités chimiques sont presque nulles. L'anhydride carbonique, à son tour, s'il excède les proportions convenables, empêche les échanges gazeux de se produire dans les poumons, et cause un malaise plus ou moins grand. Enfin les autres substances, comme nous le verrons plus loin, peuvent vicier l'atmosphère d'une manière sensible.

Aussi, pour parer à tout inconvénient durable, la Providence a-t-elle voulu qu'une action compensatrice existât dans les divers éléments de la nature pour maintenir constamment, dans de justes proportions, un équilibre nécessaire à la vie de chaque être et à la perfection de l'ensemble.

Ainsi l'anhydride carbonique est, ou dissous par l'eau pour s'unir à des matières terreuses, ou absorbé par certains sels, ou bien encore, sous l'influence de la lumière du soleil, décomposé par les végétaux, qui gardent le carbone et qui restituent à l'air l'oxygène. L'action trop intense de l'oxygène est tempérée par l'azote. L'ozone, qui n'est que de l'oxygène électrisé,

produit une action heureuse sur les organes de
la respiration et détruit un grand nombre de fer-
ments plus ou moins pernicieux. La vapeur d'eau
exerce une influence non moins salutaire ; car, dit
M. Branly, si l'air était toujours sec, il serait diather-
mane, les rayons solaires le traverseraient sans
l'échauffer. La vapeur d'eau, qui arrête dans une
grande proportion la chaleur obscure, fait que l'air est
humide et protège ainsi notre globe pendant le jour
contre une insolation trop vive en absorbant une
grande partie des radiations solaires obscures. La
chaleur obscure que le sol échauffé émet pendant la nuit
est, à son tour, arrêtée par la vapeur d'eau des couches
inférieures de l'atmosphère, et cette action nous pré-
serve d'un refroidissement trop accentué. C'est ce qui
nous explique pourquoi les contrées les plus sèches
sont celles où la température subit les plus fortes
variations. Enfin, les effets des poussières minérales
ou organiques qui pourraient vicier l'atmosphère sont
annihilés par certaines causes qui se produisent au-
dessus et autour de nous, lorsque la lumière et les
vents ont libre accès dans le lieu où elles existent.

Des phènomènes non moins remarquables s'accom-
plissent dans l'atmosphère qui, comme le remarque si
bien l'auteur de la télégraphie sans fil, enveloppe le
globe terrestre comme un océan gazeux et le suit dans
son mouvement de translation autour de son orbite, et
dans son mouvement de rotation autour de la ligne
des pôles.

Car, tandis que la lumière du soleil vivifie l'air et
active les fonctions de l'organisme, il se produit, dit

4

Cortambert, au milieu de l'atmosphère, deux courants généraux et constants analogues au double courant des mers : l'un, qui, dans le plan de l'équateur, sous l'influence de la chaleur du soleil, raréfie les colonnes d'air, les élève au-dessus de leur niveau et les fait retomber vers le pôle ; l'autre, qui, venant des régions polaires, remplace, par un air frais, celui qui a été raréfié. De la sorte, par impulsion et par aspiration, il s'établit deux courants d'air opposés, l'un dans la partie supérieure, l'autre dans la partie inférieure, qui entretiennent le mouvement nécessaire à la vie.

Comme la nature de l'air nous est connue, il convient maintenant de dire un mot des causes qui peuvent l'altérer. Ces causes, d'après le *Manuel domestique*, sont notamment les suivantes :

1º La décomposition des substances végétales et animales, qui engendre un gaz à odeur fétide et toujours dangereux à respirer ;

2º La fermentation des substances végétales qui dégage l'acide carbonique, dont une quantité trop forte est capable d'asphyxier ;

3º Les émanations odorantes des fleurs, la respiration des animaux et même la respiration des végétaux à l'ombre, qui versent dans l'air l'acide carbonique en échange de l'oxygène ;

4º L'éclairage artificiel, la fumée et l'odeur du tabac, la braise, le charbon et le bois en combustion, qui absorbent l'oxygène et produisent en abondance non seulement de l'acide carbonique, mais encore de l'hydrogène carboné, de l'azote, de sorte que l'action de tous ces gaz devient mortelle pour tous ceux qui les respirent au milieu d'un air qui n'est pas renouvelé.

Après avoir parlé de l'air et des phénomènes qu'on y constate, il est bon de parler un peu des climats.

On distingue, dit Joseph Mercalli, deux sortes de climats : les climats astronomiques et les climats physiques.

Les premiers, dont la connaissance est pour nous moins importante, dépendent uniquement de la manière dont la chaleur solaire est distribuée sur la superficie de la terre, en conséquence de la forme de l'écliptique et de son inclination sur l'équateur céleste. Ils varient régulièrement avec la latitude et sont classés ainsi qu'il suit : torrides, de 0° à 15° de latitude ; — tropicaux, de 15° à 23° ; — subtropicaux, de 23° à 34° ; — tempérés chauds, de 34° à 45° ; — tempérés froids, de 45° à 58° ; — subarctiques, de 58° à 66° ; arctiques, de 66° à 90°. — Les climats torrides et tropicaux sont caractérisés par une température très élevée, de légères variations pendant l'année, une notable variation diurne, des vents réguliers et une grande humidité à des époques déterminées, d'où deux saisons, l'une de sécheresse, l'autre de pluie. Les climats tempérés et froids présentent, au contraire, des caractères tels que plus on s'éloigne de l'équateur, plus sensible est la variation annuelle de température, moins grande est la quantité de la vapeur d'eau, plus irréguliers sont les vents et la distribution des précipitations atmosphériques pendant l'année.

Les climats physiques, dont l'étude pour nous est très intéressante, consistent, dit le même auteur,

dans un ensemble de conditions de température,
d'humidité, de pression atmosphérique, de vents et
de pluies, qui constituent l'état atmosphérique d'un
pays donné et qui y rendent possible et prospère
l'existence d'une espèce déterminée d'animaux et de
plantes, par préférence aux autres.

Les éléments essentiels d'un climat physique sont
notamment les suivants : 1º la latitude de la région ;
2º la diversité des saisons ; 3º l'altitude du pays ;
4º l'orientation du terrain ; 5º le mouvement diurne
de la terre ; 6º le voisinage de la mer ; 7º la nature
géologique du sol et le degré de culture qui y existe ;
8º les vents qui y règnent. Parlons un peu de chacune
de ces causes.

D'après ce que nous avons dit des climats astronomiques, nous pouvons déjà comprendre que la latitude
d'un pays exerce une grande influence sur la température. Car, en vertu des principes de la physique,
plus les rayons calorifiques qui tombent sur la surface
d'un corps sont inclinés à cette surface, plus ils sont
réfléchis et moins ils échauffent les corps. En conséquence, dit M. Canot, plus on se rapproche de l'équateur où les rayons sont perpendiculaires à la surface
du sol, plus la chaleur augmente ; plus on s'en
éloigne, plus elle diminue.

De plus, la terre, en tournant sur elle-même d'occident en orient, pendant environ vingt-quatre heures,
exécute encore, pendant un an, un mouvement de
rotation autour du soleil, en décrivant une orbite que
l'on appelle écliptique. Or, dans ce mouvement, l'axe
de la terre, d'une part, présente une inclinaison qui

varie toujours sur le plan de l'écliptique, et, d'autre part, dirige alternativement chacune de ses extrémités (chacun des pôles) vers le soleil, de sorte que, selon la remarque de Cortambert, si l'équateur se trouve partagé en deux parties égales par le cercle d'illumination, tous les autres cercles de la terre parallèles à l'équateur, à mesure qu'ils se rapprochent du pôle, sont partagés de plus en plus inégalement par le cercle d'illumination. En conséquence, on conçoit très bien qu'il arrive une époque dans l'année où un pôle est éclairé plus ou moins longtemps par le soleil, et que, par suite, pour ce pôle, la durée du jour surpasse plus ou moins la durée de la nuit. De là résulte, suivant M. Canot, que pendant l'été, par exemple, la durée du jour croissant rapidement de l'équateur vers le pôle nord, la perte de la chaleur, occasionnée par l'éloignement de l'équateur, est en partie compensée par la présence prolongée du soleil au-dessus de l'horizon, et que souvent même, à cette époque, cette chaleur s'élève presque aussi haut que sous l'équateur, où la longueur des jours est constante. Cette différence d'intensité calorifique et lumineuse des jours qui se succèdent caractérise précisément les saisons.

Tout le monde sait, par expérience, que la température baisse à mesure qu'on s'élève dans l'atmosphère. L'air, en effet, dit M. Pinto, n'est pas échauffé par l'action directe des rayons solaires, mais il participe aux changements calorifiques de la superficie terrestre et se réchauffe par convection. Ainsi, dans l'eau d'un récipient mise sur un fourneau, on voit les

couches inférieures s'échauffer, se dilater et devenir
plus légères. Mais, tandis que l'eau est très peu
compressible, l'air, au contraire, l'est beaucoup ;
échauffé ainsi par convection et suivant ses différentes
couches, de bas en haut, il se dilate, devient moins
dense et se refroidit par suite de son expansion,
puisque toute détente d'un gaz produit un abaissement
de température, l'influence de convection cessant
d'ailleurs de se faire sentir. Et s'il est vrai que l'air est
notre élément, comme l'eau est celui des poissons, il
arrive nécessairement qu'à mesure que nous nous
élevons, la pression atmosphérique devient moins
forte et que l'air respiré est moins chaud. C'est ce qui
nous démontre pourquoi, envisagé à ce point de vue,
l'air des régions élevées, des montagnes, est plus froid
que celui des vallées. Les montagnes qui nous pro-
tègent contre un vent froid ou un vent chaud présentent, par contre, lorsqu'elles sont trop élevées, de
sérieux inconvénients. Par suite de l'arrêt qu'elles font
subir aux vents qui soufflent de la plaine, les forçant
à s'élever le long de leurs flancs, elles déterminent
dans l'air une dépression plus ou moins sensible, qui
produit une condensation de vapeurs, principe des
nuages et des brouillards, et conséquemment de la
neige ou de la pluie. De plus, tandis qu'en haut l'oxygène devient plus rare, l'élasticité d'une certaine
masse de gaz qui se trouve dans nos organes est moins
comprimée, à la suite de la diminution du poids
atmosphérique, de sorte que l'équilibre nécessaire
n'existant plus, nous éprouvons des vertiges, des nau-
sées, des hémorragies et un malaise général.

L'orientation du terrain est très importante pour un pays. Car, comme l'enseigne le géographe que nous avons cité, si l'angle d'incidence des rayons solaires est caractérisé, à un certain moment du jour, par son exposition, il varie toutefois avec le mouvement diurne du soleil. En conséquence, l'exposition occidentale est plus chaude que l'exposition orientale. Le matin, en effet, les rayons qui tombent directement sur les coteaux exposés à l'orient ont à combattre le froid de la nuit, et, le soir, ne les frappent plus ou du moins que d'une manière très oblique. Au contraire, les coteaux exposés au couchant, pourvus déjà de chaleur pendant la matinée, reçoivent ensuite directement les rayons solaires.

Les heures du jour modifient singulièrement aussi la température. Généralement, ajoute le même auteur, la chaleur est à son maximum à deux heures de l'après-midi, à son minimum de trois à six heures du matin, suivant les saisons. Le plus grand froid, qui se fait sentir le matin, correspond donc précisément à l'exposition nord-est, qui est la plus froide ; puis la chaleur commence à se faire sentir, augmente jusque vers trois heurs de l'après-midi, pour diminuer ensuite. Il en résulte que la moyenne des températures successives du jour est celle que l'on a vers sept heures du matin en juillet, vers dix heures en hiver.

Le voisinage de la mer exerce surtout une influence remarquable sur un pays. La mer, en effet, sous l'action des rayons solaires, se réchauffe moins que la terre ; et, par contre, elle se refroidit moins en l'absence du soleil, car les eaux ont pour la chaleur un pouvoir absorbant et un pouvoir émissif moindre que la terre ferme ; elles ont une chaleur spécifique plus grande que celle de la terre pour une_ même quantité de chaleur absorbée ou émise ; elles éprouvent donc une variation de température moindre ; une partie de la chaleur absorbée par elles est d'ailleurs employée à former des vapeurs ; et des nuages plus fréquents tempèrent la chaleur du soleil pendant le jour et diminuent le rayonnement pendant la nuit. De plus, le flux et le reflux continuels de l'Océan contribuent à entretenir une juste proportion des gaz dans l'atmosphère. Les courants, occasionnés par plusieurs causes et notamment par l'action de la chaleur solaire sur la superficie de l'onde, sont semblables à des fleuves d'eau marine qui, en se transportant d'un point de la mer à un autre, produisent d'heureux effets. Tandis que les courants d'eau chaude remontent de l'équateur vers les pôles, les courants d'eau froide descendent des pôles vers l'équateur, et l'action simultanée de ces deux courants opposés adoucit la température qui, sans cela, serait trop chaude vers l'équateur, trop froide vers les pôles. Les régions maritimes, en conséquence, participent à ces avantages et n'ont qu'une variation peu sensible dans la température de chaque jour et même de l'année ; les climats y sont presque uniformes. Les pays de terre ferme, qui présentent des caractères bien différents, ont des climats très variables et excessifs. Il est bon de noter toutefois, ajoute Pinto, que les côtes occidentales de l'Europe sont plus chaudes que les côtes orientales

POUGUES-LES-EAUX

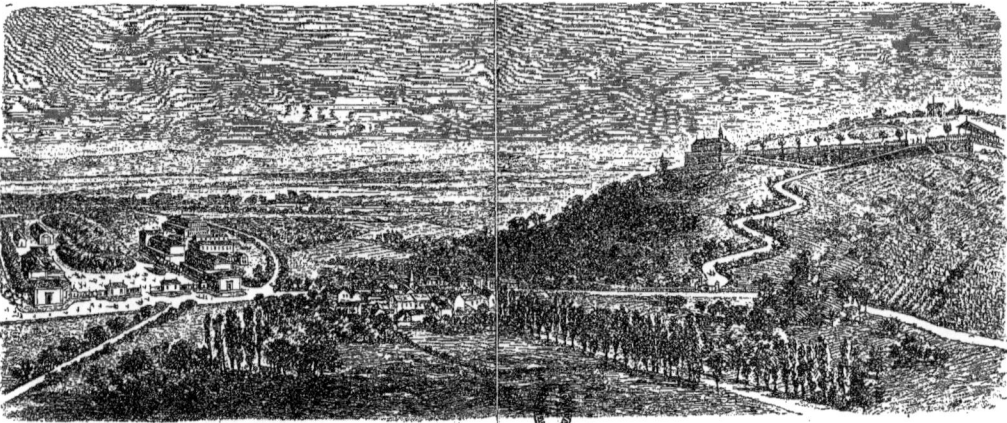

Vue panoramique du Mont-Givre

correspondantes de l'Amérique du Nord, parce que
les premières sont baignées par les courants chauds
qui arrivent du golfe du Mexique, et que les secondes
sont baignées par les courants froids qui viennent du
pôle.

Selon Cortambert, déjà cité, la nature du sol doit
influer sur le climat de plusieurs manières. Tous les
terrains ne s'échauffent pas avec la même promptitude ; tel sol perd vite la chaleur acquise, tel autre la
conserve longtemps. Ainsi, les terrains argileux et
ceux qui sont imprégnés de sel refroidissent l'atmosphère ; les amas de sable, lorsqu'ils sont à sec,
augmentent la chaleur. Les exhalaisons, qui diffèrent
selon la nature du sol, en s'élevant dans l'atmosphère,
produisent aussi de nombreux effets. De plus, sans la
culture, il y a peu de climats salubres et agréables.
Les rivières abandonnées à leur fougue, débordent et
leurs eaux ne servent à former çà et là que de tristes
marais ; un labyrinthe de ronces et de buissons couvre
les plus fertiles coteaux ; dans les prés, le champignon
et la mousse étouffent les herbes nutritives ; les forêts
sont impénétrables aux rayons solaires ; le sol, privé
de la bienfaisante chaleur atmosphérique, n'exhale
que des miasmes délétères : en un mot, le souffle de
la mort semble planer sur la contrée. Mais le courage
et l'industrie viennent-ils s'y exercer ? tout change
immédiatement de face. Toutefois, il est à remarquer
que la culture récente d'un pays est souvent accompagnée de conséquences désastreuses. Le sol nouveau,
remué par la charrue, subit, en effet, une forte évaporation ; il en résulte des exhalaisons qui sont parfois

funestes : élevées dans l'air, elles se condensent par un froid très vif, surtout pendant la nuit, et causent ainsi des maladies épidémiques. La destruction des forêts, lorsqu'elle est poussée trop loin, présente également de grands inconvénients. Car, après tout, les forêts augmentent l'élévation du sol, resserrent les passages, fournissent surtout un aliment inépuisable aux eaux courantes. C'est donc, ajoute le même auteur, la destruction des forêts qui a rendu la partie méridionale de l'Islande plus accessible à un froid rigoureux. C'est elle aussi qui, dans les îles du Cap-Vert, a desséché les sources et changé la température ; et tandis que, dans ces deux pays, nous constatons ces tristes effets, nous voyons que les Alpes, couronnées de forêts superbes, concourent à assurer à la belle Italie un heureux climat, un printemps éternel et une double moisson.

Le vent, enfin, qui n'est que l'air se transportant d'un lieu à un autre, modifie singulièrement l'état de l'atmosphère. En général, les vents sont causés par une diminution de pression atmosphérique provenant d'un échauffement ou d'une forte précipitation de vapeur d'eau. Ils soufflent des lieux où la pression est relativement élevée vers les lieux où la pression est plus faible. On les divise en vents constants (alisés, contre-alisés, extra-tropicaux) ; en vents périodiques (mousson, brise de mer et de terre), et en vents irréguliers (temporaires, ouragans, trombes, cyclones). Ils sont plus ou moins échauffés ou refroidis par les contrées qu'ils ont traversées. Par suite, ils ont pour effet de purifier l'air, de tempérer l'excès de chaleur,

d'adoucir la rigueur du froid, comme on le remarque
sur les côtes occidentales de l'Europe où les contre-
alisés se font particulièrement sentir. — La contra-
riété des vents détermine en outre la condensation de
la vapeur d'eau, qui, provenant de l'évaporation
incessante de la mer et des continents ne se confond
nullement avec l'air, mais forme des nuages et
retombe, à la suite d'un refroidissement quelconque,
si avantageusement sur la terre, soit à l'état solide (en
neige ou en givre), soit à l'état liquide (en rosée ou en
pluie), suivant les degrés de température, pour
humecter le sol, donner une nouvelle force aux végétaux et sillonner, en tous sens, les différents terrains,
suivant leurs dispositions respectives.

Les effets produits par les causes si diverses qui
établissent une différence entre les climats géogra-
phiques et les climats physiques, se trouvent admirablement résumés, dit le digne émule de Malte-Brun,
par ces *lignes isothermes*, lignes passant par des
points qui ont la même température moyenne, dont
M. de Humboldt a, le premier, conçu l'idée et qu'ex-
pose avec avantage tout géologue. Grâce à elles, on
voit combien sont différentes les latitudes de ces
points, quoique l'altitude en soit à peu près la même.
Ainsi, la ligne de + 10° se montre à l'embouchure de
l'Orégon (46° 19' de latitude); dans le nord de l'Ohio,
à New-York (40° 40'); puis présente une grande
convexité vers l'équateur ; passe à Dublin (53° 21'), à
Londres (51° 30'), à Paris (48° 50'), à Amsterdam
(52° 22'), à Prague (50° 5'), en Crimée (vers 45°), en
Chine (vers 42°). De la comparaison de ces lignes

il résulte, qu'en se rapprochant de la zone torride, elles, deviennent presque parallèles entre elles et parallèles aussi à l'équateur ; que dans le nord, elles éprouvent, au contraire, des inflexions très irrégulières, se relèvent particulièrement beaucoup en Europe et laissent à cette partie du monde, surtout sur ses côtes occidentales, une température plus favorable que celles des autres régions du globe.

En résumé, pour apprécier le climat d'un pays, il convient de connaître les causes principales que nous venons d'indiquer et qui en sont comme les éléments essentiels, de consulter surtout, à l'occasion, les lignes isothermes, qui indiquent la température des diverses régions du monde.

Mais comme les différentes variations de terrain et la nature des situations peuvent être très nombreuses dans un même lieu, il ne faut pas dire d'une manière générale, comme le vieil Hippocrate, que les expositions orientales, plus froides que les expositions occidentales, sont aussi plus favorables à la santé ; car il est contraire au bon sens de suivre la même règle dans les climats plus rapprochés de l'équateur et dans les climats plus rapprochés du pôle. Il est donc juste de faire l'application des règles exposées dans ce chapitre. Alors il sera facile de faire un choix en rapport avec la complexion, l'âge et le sexe de chacun ; en cas de perplexité, il sera bon de recourir à la science d'un docteur expérimenté.

Quoi qu'il en soit, nous pouvons avancer, avec beaucoup d'autres, que l'air le plus salubre est celui que l'on respire sur les collines un peu boisées et dans les

campagnes légèrement inclinées et ombragées. Car
les vents y circulent librement, l'écoulement des eaux
y est facile, la lumière et la chaleur y exercent une
action salutaire, et une végétation convenable concourt
merveilleusement à y rétablir un juste équilibre dans
les gaz qui composent l'atmosphère ; rares y sont les
poussières et les gaz qui produisent la combustion et
la décomposition des matières organiques, végétales
et animales.

Toutefois, pour bénéficier de ces avantages dans la
terre ferme, qui est loin d'avoir une température
à peu près constante comme celle de la mer, il est très
important de se prémunir contre les changements
trop brusques de température, soit en restant dans la
même région, soit en allant dans une région différente ; les précautions hygiéniques sont donc nécessaires pour parer à tout inconvénient. Ainsi, lorsqu'on
a chaud, on doit éviter d'absorber des liquides froids,
de se reposer dans un lieu frais, de s'étendre sur un
sol humide, de rester immobile et découvert même au
soleil, surtout lorsque la température est variable. On
modère convenablement la chaleur par les ombrages,
l'ouverture ou la fermeture des volets, par des bois-
sons rafraîchissantes prises à propos, par des vête-
ments qui rejettent le calorique.

Généralement, lit-on dans le *Manuel domestique,*
la température reconnue la plus favorable à la santé
est comprise entre 9 et 21 degrés centigrades au-
dessus de zéro. Lorsqu'elle est plus élevée, elle excite
une abondante transpiration et une soif excessive,
relâche les fibres, rend pénible la digestion, diminue

l'énergie et abat les forces. En un mot, quand l'air est trop sec, dirons-nous avec Félix Marco, l'évaporation cutanée devient trop grande et la peau trop aride ; quand l'air est trop humide, les effets contraires se produisent.

En mettant en pratique les règles de l'hygiène, qui se résument en six moyens : pieds chauds, tête froide, ventre libre, gaîté, doux exercice et modeste repas, l'homme entretient en lui la santé ; il développe à la fois ses forces physiques, ses facultés morales et intellectuelles. Pour lui, lorsqu'il est placé dans des conditions tout à fait normales, le soleil, par sa lumière et sa chaleur, en vivifiant l'atmosphère, rend l'air propre à sa destination spéciale, active merveilleusement les fonctions de l'organisme et exerce une influence salutaire.

Admirons, en terminant, la Divine Sagesse qui a disposé tout avec mesure dans l'univers. Faute de connaître les règles providentielles qu'elle a tracées ou de nous y conformer, nous altérons, hélas ! notre santé, et ensuite, au lieu de nous condamner nous-mêmes, nous accusons le Ciel, qui a tout fait cependant dans la nature pour notre plus grand avantage. Après la théorie vient l'application ; il est donc convenable de réaliser maintenant ce proverbe. Pour faire une heureuse diversion, nous monterons en conséquence à Bellevue.

CHAPITRE X

BELLEVUE

Pentes de terrains. — Le Mont-Givre. — Perspective.

> Mon âme est une alouette
> Folle d'air pur, inquiète,
> Et d'espace, et de clarté.
> Vers la hauteur inconnue,
> Elle vole en liberté,
> Elle veut franchir la nue.
>
> ACHILLE MILLIEN.

Depuis longtemps on sait que l'air et l'eau, le régime et l'exercice sont les grands facteurs de la santé.

Si Pougues, comme nous l'avons vu, offre aux affections de l'abdomen les eaux comme spécifique, il fournit également, depuis deux ans, une cure d'air et de pente, non seulement à titre de complément de traitement pour ces affections, mais encore à titre d'amélioration pour les cardiaques qui doivent, de même que les tuberculeux, entourer d'un soin extrême leur estomac, dont l'état dyspeptique, méconnu ou peu soigné, occasionne des palpitations, des troubles plus ou moins variés, d'où naît la souffrance et conséquemment la plainte.

Œrtel, en effet, prescrit notamment pour les malades de cette catégorie, outre un régime où la boisson est en quantité infime, des ascensions graduées sur terrains à pente et des bains de vapeur et

d'éther. Car, après tout, la marche progressive faite
doucement, au grand air, la respiration normale
accomplie dans une atmosphère très pure, n'ont-elles
pas pour effet d'activer les échanges nutritifs, les
secrétions des reins et de la peau, l'exhalation aqueuse
des poumons, d'augmenter enfin la capacité respira-
toire et la force du cœur ?

Sans discuter la méthode préconisée par ce docteur,
il est évident qu'un exercice modéré, dans de telles
conditions, ne peut être que très favorable à la santé ;
et précisément, en allant à Pougues-Bellevue, nous
avons les quatre sortes de terrains qui se succèdent
conformément aux données du savant allemand :
d'abord le terrain sans pente, de la source Saint-Léger,
par l'avenue Conti et la route nationale bordées de
tilleuls et d'ormeaux, à l'avenue de la Gare ; après, une
montée insensible de l'avenue de la Gare au chemin
des Cumines, que plusieurs peuvent prendre, à
gauche, pour arriver plus vite sur le coteau ; puis une
montée plus rapide, de ce chemin à l'avenue de la
Terrasse ; et enfin une montée encore plus accentuée
de cette avenue au sommet du coteau.

Pour réaliser l'exercice salutaire de la marche sur
ces différents terrains, on peut suivre tantôt la route
nationale, tantôt des sentiers en lacets, et si un état
de fatigue ou de faiblesse générale ne permet pas de
se livrer à cet exercice, il est toujours facile de
prendre l'omnibus pour monter à Bellevue afin de
respirer un air salubre L'ascension du Mont-Givre
est facilitée par des poteaux indicateurs placés aux
endroits voulus. La municipalité, qui, de concert avec

l'Administration, aime tant à favoriser le séjour de Pougues aux étrangers, a fait installer, sur tout le parcours, des bancs où l'on peut se reposer près des maisons ou à l'ombre de beaux arbres.

Grâce à une marche faite dans ces conditions, on arrive, à pas lents et sans grande fatigue, conformément aux prescriptions du docteur, au sommet du Mont-Givre, où se voyait encore, il y a cinquante ans, un des signaux placés par Cassini pour arriver à la triangulation de la France. La colline, sur laquelle on a construit une laiterie, un restaurant avec salons de lecture, un promenoir et des plates formes pour des jeux divers, a une altitude d'environ 300 mètres ; elle est couronnée par un plateau uni d'une largeur approximative de 200 mètres et d'un périmètre de 3,000 mètres au moins. Les hauteurs qui dominent la petite ville, au nord et à l'est, apparaissent comme les dernières inflexions des montagnes du Morvan, et, tout en protégeant le bassin qui est en bas, elles se perdent, par une échappée de vue splendide vers la Loire, à l'occident, présentant ainsi un horizon d'un rayon de 50 kilomètres environ. Arrivé au sommet on peut se reposer ou continuer de marcher sur le plateau ; en y séjournant plusieurs heures chaque jour, on bénéficie d'une réelle cure d'air. « Pour l'accomplir, il n'est pas nécessaire, dit le docteur Hénocque, que la différence de niveau soit très sensible ; à l'altitude de 300 mètres, niveau de la tour Eiffel, il y a certainement augmentation du nombre des globules rouges du sang et augmentation parallèle de l'activité de réduction de l'oxy-hémoglobine.

5

D'ailleurs, la pleine campagne qu'on a à Bellevue
réalise toutes les conditions convenables d'exposition
solaire, de renouvellement d'air et d'abri des vents
froids du Nord.

Les amateurs de la belle nature trouvent là à peu
près tout ce qu'ils peuvent désirer. Du sommet
du Mont-Givre, l'œil découvre un des plus beaux
points de vue qui soient en France et dont parlent les
auteurs de l'*Album du Nivernais*, d'*Une Macédoine*,
d'un *Guide aux Eaux de Pougues*, auxquels nous
faisons quelques emprunts. Une plaine immense
déploie vers le sud-ouest et le nord-ouest un magnifique panorama. On y voit des prairies où paissent de
nombreux troupeaux, des champs fertiles revêtus
de pampres encore verts ou d'épis légèrement dorés
et, au milieu de cette luxuriante végétation, que
traverse une magnifique voie ferrée, qu'embellissent
mille nuances de verdure si propres à reposer la
vue, que sillonnent en tous sens d'innombrables
petits ruisseaux et que baigne si majestueusement,
vers le sud-ouest, un beau fleuve dont les eaux bril-
lantes se déroulent sur un sable fin, comme un large
filet d'argent, apparaissent çà et là, dans la plaine ou
sur des petites collines, de jolis châteaux, des villages
isolés ou groupés autour des clochers, des sombres
forêts ou des petits bois ressemblant de loin à des
bosquets délicieux. Pour compléter l'ensemble de ce
tableau, à gauche se dresse Fourchambault avec ses
usines, dont la fumée tourbillonnante ou les gerbes de
feu qui s'élèvent vers le ciel et se reflètent dans
l'onde, réalisent l'idée de l'enfer si bien dépeinte par

Le Dante. Puis, un peu plus loin, vers le couchant, au delà de la Loire, les charmants paysages et les cimes bleues du Berry. Là, au-dessus de la pointe ravissante de Soulangy, l'imposante cathédrale de Bourges émerge à l'horizon. Au-devant de soi, derrière les petites collines qui dérobent la vue de La Charité, si riche en souvenirs, et de Pouilly, si renommé par ses vins, s'élève, encore superbe et menaçant, l'antique et rebelle donjon de Sancerre, sur une montagne couronnée de vignes estimées. Enfin, vers nord, l'œil découvre les beaux coteaux où se montrent, encastrés dans des arbres touffus, le château des Coques, naguère encore habité par la noble famille de Maistre, et celui de Mimont que l'on vient de restaurer.

Après nous être arrêtés à contempler ce ravissant spectacle, nous pouvons continuer notre excursion successivement par le plateau et par la route nationale. A l'extrémité du plateau, nous rencontrons un petit bois plein de fraîcheur et, de là, vis-à-vis Pougues, dominant le petit village de Priez, nous voyons un paysage moins étendu, mais non moins intéressant, dont un peintre pourrait tirer profit à merveille. Plus loin, à gauche, presque à l'extrémité du plateau, nous apercevons le petit bourg de Parigny, la fumée des forges nationales de Guérigny, la montagne isolée comme un cône, souvent environnée de brouillards, où l'église de Montenoison se perd dans les nues ; puis, dans le lointain, toujours vers orient, les montagnes noires du Morvan, les vallées et les collines plus rapprochées des Amognes, arrosées par mille petits courants d'eau. A droite, en allant par la

route nationale dans la direction de Nevers, sur les
confins du bois de Chassenay, au-dessus de l'ancienne
route, un autre panorama grandiose se présente aux
regards étonnés. Là, nous découvrons tour à tour la
vallée de Neuilly, les clochers de Varennes, que sur-
montent les coteaux splendides de la Croix, de Pigne-
lin et de Vernuche ; puis, au delà, à droite, Nevers,
dont la cathédrale, les clochers et les tours se dessi-
nent en gris violet sur un fond d'azur ; le confluent de
l'Allier, avec trois beaux ponts ; le vieux donjon de
Cuffy, si utile jadis à la maison d'Albret ; et bien loin,
dans la direction du cours de l'Allier, au milieu d'une
atmosphère pure et transparente, les pitons bleuâtres
des montagnes d'Auvergne.

Grâce à l'excellente situation du Mont-Givre, nous
pouvons, en temps ordinaire, trouver là, aux différentes heures de la journée, un ciel serein, un air
salubre et un paisible délassement, tout en ayant, à
l'orient ou à l'occident, une riante perspective devant
les yeux.

Rien n'égale, en effet, le charme indicible que l'on
éprouve à l'aurore, grâce à une belle échappée de vue,
sur la lisière du taillis. Là, on songe involontairement,
mais sans aucune appréhension, aux charmes du
matin si bien esquissés dans *Roméo* par l'immortel
Shakespeare. Les étoiles s'éteignent, le jour paraît
peu à peu sur le sommet vaporeux des montagnes et
des bois ; l'orient paraît tout en flamme ; un point
brillant surgit soudain à l'horizon et remplit tout
l'espace. Le soleil s'élève rapidement au-dessus des
coteaux et des arbres ; ses rayons illuminent les points

culminants de la ville de Nevers, encore endormie, et la campagne d'alentour, qui se réveille. Cependant la verdure a pris, durant la nuit, une nouvelle force ; les premiers feux qui la dorent la montrent couverte d'un éclatant réseau de rosée, qui réfléchit à l'œil les lumières, les couleurs, et versent dans l'air un parfum de verdure, une fraîcheur saine et vivifiante. Les fleurs inclinent légèrement leur tête vers l'astre du jour, leurs corolles s'entr'ouvrent pour recevoir la chaleur et la rosée, et leurs calices vivifiés exhalent au ciel de délicieuses senteurs. En chœur se réunissent les oiseaux, depuis l'alouette, qui s'élève en chantant dans les airs, jusqu'à la tourterelle, qui roucoule dans le bocage ; par leur gazouillement encore faible, mais bien doux, ils saluent tous de concert l'astre qui ramène la vie. Alors l'industrieuse abeille, en bourdonnant, va recueillir son miel ; des milliers d'insectes dansent devant les yeux éblouis. Mais bientôt l'*Angelus*, qui part des tours et des clochers, fait naître dans l'âme je ne sais quel sentiment mélancolique et religieux ; à ce signal, le laboureur, fredonnant quelque joyeux refrain, sort pour vaquer aux travaux des champs ; et la bergerette, conduisant les troupeaux qui mugissent, sautille sur l'herbe humide des prairies ou sur les cailloux polis du chemin. Le concours de tous ces objets porte aux sens une impression ineffable ; il se produit un moment d'enchantement qui subjugue. « Oh ! dirons-nous avec notre vieil ami, il fait vraiment bon d'aspirer l'air libre et subtil du matin ; il est beau de contempler les bois et les prairies, qui s'animent de plus en plus. »

Toutefois, voici qu'après ce ravissant spectacle, un autre non moins majestueux se présente à Bellevue, l'après-midi. Le soleil, qui décline d'une manière plus ou moins sensible, remplit encore la voûte azurée des cieux d'une lumière éblouissante, dont souvent aucune ombre n'interrompt la splendeur. Le luxe d une riche végétation s'ajoute aux beautés d'un paysage enchanteur. Ici on ne voit point heureusement, comme dans d'autres stations thermales, une multitude confuse de fleurs de toutes sortes, dont les émanations, beaucoup plus nuisibles que la respiration humaine, émoussent l'odorat, occasionnent des maux de tête, et produisent un malaise général. La sérénité de l'air, que rien ne vient corrompre sur la hauteur, la douce haleine du zéphir qui effleure si agréablement le visage ; les pelouses recouvertes d'un gazon souvent arrosé et le feuillage des jeunes arbres qui, sous l'influence du soleil, absorbent l'acide carbonique et répandent des torrents d'oxygène, font une heureuse combinaison de ce gaz avec l'azote et, ainsi, purifient et assainissent l'air d'une manière remarquable ; tout, en un mot, dans la nature entière, contribue là merveilleusement à reproduire les charmes d'un nouvel Eden. A l'ombre des ormeaux ou sous des tentes gracieuses et flexibles, on respire à pleins poumons un air salubre ; on assiste aux ébats d'aimables enfants, aux jeux variés d'une joyeuse jeunesse ; on entend parfois les doux sons de la musique ou les légères clameurs de la vallée ; on prend modérément quelque breuvage hygiénique, quelques mets succulents ou quelques fruits délicieux que l'on peut se procurer à

la laiterie ou au restaurant de la terrasse. Les sens
sont frappés tour à tour, mais sans fatigue ; l'esprit
bannit toute préoccupation, tout souci ; et, tandis que
le corps se repose avec délices, l'âme tranquille
s'élance, par de fréquents et doux soupirs, vers
l'immensité des cieux.

Cependant, à ce magnifique spectacle succède, le
soir, un tableau vraiment féerique, toujours sur le
Mont-Givre. Pour en jouir, nous pouvons, comme le
chantre de l'*Isolement*, nous asseoir sur la colline et
contempler le ciel au-dessus de nos têtes et la campagne
qui se déroule à nos yeux. L'astre du jour est à son
déclin ; il projette sur la terre ses derniers rayons,
empourprant les sommets de la montagne lointaine de
Sancerre ou des coteaux plus rapprochés, et réfléchissant ses feux prêts à s'éteindre sur les eaux limpides
de la Loire, dont les sables prennent des teintes
d'agate. La lune se lèvera bientôt derrière nous pour
recouvrir la terre de ses faibles clartés, comme d'un
tapis d'argent, la voie lactée répandra un éclat assez
scintillant, et Vénus, si brillante, enverra ses rayons
plus vifs et plus purs. En attendant, grâce à l'inflexi-
bilité des rayons solaires, plus rouges que le matin,
les nuages apparaissent comme autant de miroirs
mobiles, où les Scandinaves plaçaient jadis la demeure
des héros. La verdure, privée maintenant de chaleur,
s'unit aux fleurs pour dégager de l'acide carbonique.
Les corps mats et surtout les plantes vertes, dont le
pouvoir émissif est grand et la conductibilité médiocre
se refroidissent plus que le sol ; à leur contact, l'air
également se refroidit, et comme il est souvent assez

humide, la vapeur d'eau qu'il contient devient satu‑
rante. Des émanations aqueuses s'élèvent en brouil‑
lards des prairies d'alentour ; les vapeurs se conden‑
sent, les vents soufflent avec plus d'intensité. Tandis
que le rossignol gazouille dans le bosquet et que la
caille chante au milieu des blés, les ombres, qui n'ont
cessé de grandir, se mélangent aux ténèbres de la
nuit ; la fumée sort des hôtels, des villas et des chau‑
mières ; l'ouvrier et le laboureur, fatigués, regagnent
le foyer ; il se fait un grand calme de toute la nature ;
il est donc temps de descendre de la colline et de
rentrer au logis : la cloche sonne, c'est pour nous, ici
comme à Rome, l'heure de l'*Ave Maria*.

CHAPITRE XI

EMPLOI DU TEMPS

La ville. — Les habitants. — Les usages.

> Parmi ces bois, ces hameaux,
> C'est là que je commence à vivre,
> Et j'empêcherai de m'y suivre
> Le souvenir de tous mes maux.
>
> CHAULIEU.

A Pougues, il est facile de se faire un règlement de
vie, qui repose, qui fortifie, qui intéresse. Grâce à de
nombreuses diversions et au régime occasionné par
le traitement, une journée se passe vite et sans ennui.

Ainsi dès l'aurore, réveillé par un joyeux ramage,
on s'apprête à boire le verre réglementaire à la source

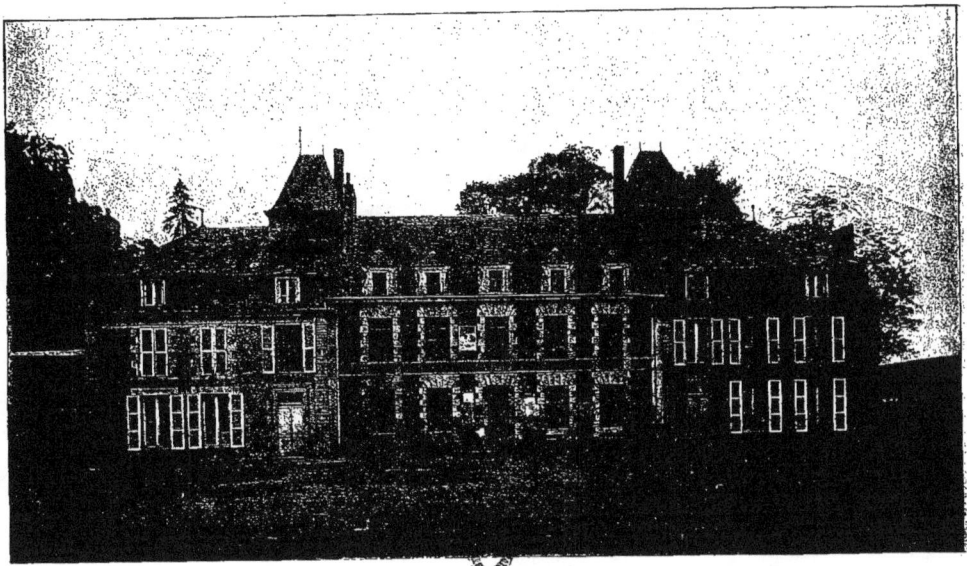

L'Hôtel - de - Ville

Saint-Léger ; on prend ensuite son bain, sa douche ;
on subit les phases de l'hydrothérapie si cela a été
jugé utile ; on fait quelques promenades dans le parc,
tout en entendant quelques douces symphonies. A dix
heures et demie, la cloche sonne l'heure du déjeuner.
Vers midi et demi, toute liberté est accordée pour
faire la sieste, lire une ou deux feuilles intéressantes,
recevoir quelques visites au salon ; et quand la chaleur
commence à diminuer, Bellevue offre ses attraits. Le
moment du dîner survient et, après une récréation
pleine de charmes ou un agréable concert, on peut
jouir des douceurs du sommeil.

Pour que la saison soit réellement profitable, il
importe de ne pas mener, comme l'on dit, la grande
vie, de ne pas se créer des besoins factices. Il faut
donc éviter avec soin les mets trop recherchés, qui
fatiguent ; les exercices trop violents, qui énervent ;
les jouissances trop vives, qui atrophient ; les jeux
trop entraînants, qui sont toujours funestes.

En réparant ainsi le malaise du passé, on fait, pour
l'avenir, provision de forces et de santé ; on se gou-
verne suivant les règles de la sagesse, et on goûte ces
paroles si justes du poète :

> C'est au repos d'esprit que nous aspirons tous.
> Mais ce repos heureux doit se chercher en nous.
> Un fou rempli d'erreur que le trouble accompagne
> Est malade à la ville ainsi qu'à la campagne.
>
> Possédé d'un ennui qu'il ne saurait dompter,
> Il craint d'être à soi-même et cherche à s'éviter.

De plus, on profite généralement du séjour que l'on
fait dans un pays pour en examiner les curiosités et

les usages. Pourquoi n'agirait-on pas ainsi dans ce pays ?

Indépendamment des attractions et des lieux que nous avons décrits, il y a encore d'autres choses assez intéressantes à Pougues.

Par exemple, après la fontaine Saint-Léger, il existe d'autres sources minérales dont les propriétés diffèrent plus ou moins. Citons la source Jeanne-d'Arc et la Grande-Source, dans un parc récemment créé, tout à proximité et vers nord-est de l'Etablissement thermal ; un peu plus loin et plus à l'est encore, dans une prairie, la source Saint-Léon ; derrière le chemin de fer et à proximité de la propriété du Pontot, la source Alice et l'ancienne source Elisabeth, qu'entoure une sorte de parc arrosé par un petit ruisseau qui coule doucement à travers les prairies d'alentour. A chacune de ces sources, nous pouvons absorber un verre et nous rendre un peu compte des qualités diverses de l'eau qu'elles fournissent. Çà et là, nous rencontrons d'autres fontaines d'eau minérale ; mais, au grand mécontentement de quelques-uns, elles ne sont pas exploitées, car, nous a-t-on dit, depuis quinze ans, un périmètre de protection a été établi en faveur de la source Saint-Léger contre toute captation ou dérivation, ce qui nuirait, assure-t-on, à la station, et conséquemment au bien-être du pays : de là l'origine des bornes placées sur les routes qui conduisent à Pougues.

Les visites aux fontaines occasionnent quelques promenades assez agréables ; en les faisant, nous passons devant les hôtels et les châlets de construction récente, et devant des maisons et des lieux plus ou moins historiques. Voici notamment, à l'entrée de l'avenue de la Gare, l'ancien hôtel du prince de Conti, dont les jardins communiquaient avec une vieille masure de la rue Jean-Jacques-Rousseau, détruite l'année dernière et restée célèbre par le séjour qu'y fit le philosophe de Genève. A la Mignarderie, l'établissement d'emprunt où quelques humbles religieuses procurent à de nombreux enfants les bienfaits d'une éducation chrétienne. Non loin de la place du Marché, l'ancien château de Pougues, ayant encore quelque caractère, acheté il y a environ vingt ans de Mme Frébault par la municipalité, pour servir d'hôtel de ville, de justice de paix, et dont deux annexes disposées à droite et à gauche servent d'écoles communales ; autour de ce château, un assez grand parc qui, bien que réduit et mutilé, présente encore quelques agréments. A Gravières, une maison où naguère encore les enfants scrofuleux des hospices venaient faire une saison. Au delà de la gare, sur la route des Morins, le magnifique château des Métairies, construit en 1870 par M. Bert de La Bussière, au milieu d'un parc délicieux.

Si ces différents endroits nous avaient charmés il y a quelque vingt ans, pour la première fois, l'église paroissiale, au contraire, nous avait fait une pénible impression ; nous en avons encore gardé le souvenir. C'était un dimanche d'août. Une foule assez compacte et élégante circulait dans le centre du pays ; nous nous promenions l'après-midi sur la route nationale, et, sans le savoir, nous nous trouvâmes près du religieux monument. Les murs et le pourtour étaient dans un état lamentable ; à l'entrée de l'unique porte était une vieille pierre tombale ; à l'intérieur, une vieille tribune, quelques tableaux défraîchis et trois pauvres autels constituaient toute l'ornementation. Nous entrâmes dans le saint lieu, au moment où un prêtre vénérable, sans doute le curé de la paroisse, terminait le chant des vêpres ; quelques femmes, de pauvres enfants étaient encore agenouillés. A cette vue, notre cœur se serra, et, comme Chateaubriand en compagnie de Fontanes, dans une circonstance semblable, nous nous précipitâmes, au milieu de quelques amis, sur la terre ; nos larmes coulaient et nous dîmes, nous aussi : « Pardonne, ô Seigneur, pardonne à des enfants coupables, à des enfants indifférents. Qu'est-ce donc que l'homme, sinon un édifice qui croule, un débris du péché et de la mort ; tout chez lui n'est que ruine ».

L'année dernière, il nous a été donné de revoir cette église, et si le reste avait changé, le vieux chœur était encore là, heureusement, toujours debout, toujours le même, et, Ciel ! que d'attraits ce chœur n'avait-il pas pour nous ! Aussi, malgré la construction d'une nouvelle nef finement exécutée il y a dix ans, malgré les travaux d'une élégante façade que l'on faisait à ce moment, nos yeux étaient constamment fixés sur la partie ancienne. C'est que pour nous, comme pour René lui-même, « un monument n'est vénérable qu'autant qu'une longue histoire du passé est, pour ainsi dire, empreinte sous des voûtes consacrées par les siècles ; tout ce qui tient au culte doit se perdre dans la nuit des temps ».

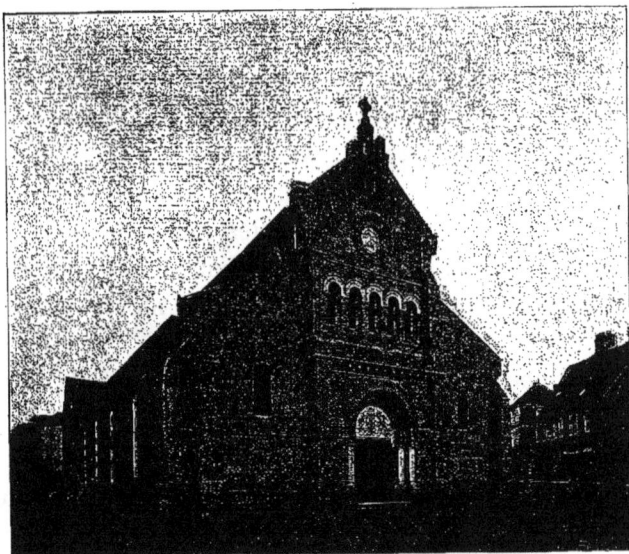

L'Église paroissiale

Puisse-t-on comprendre à Pougues, mieux qu'ailleurs, le culte du passé inconnu au vulgaire, ainsi que l'a si bien dit Volney ; et, malgré un alignement inconcevable datant seulement d'un demi-siècle, conserver religieusement ce vieux chœur, aujourd'hui monument le plus ancien du pays ; le restaurer bientôt d'une manière intelligente ; reconstruire, dans le beau style roman, un clocher élancé où l'airain sonnera le retour périodique des heures ; et faire, en un mot, de l'église un monument digne de la majesté de Dieu qui y habite et une enceinte trop étroite pour la foule qui viendra s'y agenouiller.

Quant à nous, si nous revenons un jour au pays, nous applaudirons à ces transformations et, certes, nous mettrons en pratique ces paroles du poète :

> Quand mon cœur nourrira quelque peine secrète
> Où, fatigué du monde, il veut, libre du moins,
> Et jouir de lui-même, et rêver sans témoins,
> Alors, je reviendrai, solitude tranquille,
> Oublier dans ton sein les ennuis de la ville.

Pour qu'il en soit ainsi, on aura, nous en sommes convaincus, le souci des convenances ; les murs, les abords du saint lieu seront toujours respectés ; des bateleurs ne viendront point ici, comme nous l'avons vu dans quelques localités, au grand scandale des étrangers, s'installer gaillardement autour d'un édifice consacré à l'oraison, au silence, à l'endroit même où naguère encore on venait « répandre des larmes et des prières » sur les restes vénérés des ancêtres. Déjà, paraît-il, il a été question de transformer la petite place Saint-Léger en un square gracieux, ce qui constituerait, à peu de frais, un nouveau charme pour le pays, une plus grande commodité pour chacun.

Mais, en vérité, est il nécessaire de parler de transformations ? La municipalité, la Société des eaux, les habitants n'en réalisent-ils pas ? Jugeons-en plutôt par leurs actes. Outre la création de Bellevue et l'agrandissement du parc, la reconstruction partielle de l'église et l'acquisition de l'hôtel de ville, il y a, depuis notre premier séjour, la création de l'avenue de la gare, avec ses bancs et ses jeunes arbres ; le percement de quelques nouveaux chemins, comme celui qui se trouve à mi-côte vers le mont Givre ; l'amélioration des rues de Bel-Air, de Jean-Jacques-Rousseau et surtout de l'avenue Conti ; le redressement de la route nationale, que M. l'ingénieur Dubosque a si heureusement rectifiée, qu'il a pourvue, de concert avec les autorités, de trottoirs réguliers, de beaux arbres et de bancs nombreux, ce qui facilite beaucoup l'ascension de Bellevue. Par ailleurs, plusieurs maisons et villas ont été réparées ou construites ; les appartements très proprets ont été aménagés avec plus de finesse ou garnis de meubles très confortables ; enfin, de jolis parterres, de grands jardins, de délicieux bosquets, qui n'existaient pas autrefois, contribuent aujourd'hui d'une manière sensible à l'embellissement de la petite ville.

Par suite de ces travaux, la population, appauvrie par le ravage des vignobles et les souffrances de l'agriculture, a trouvé à ses déboires quelques compensations. Les ouvriers ont été presque toujours occupés. Si le roulage a cessé depuis longtemps sur

la route nationale ; si, malheureusement, ici comme
partout, plusieurs ont abandonné le pays natal ; si la
proximité de Nevers et de La Charité met obstacle au
développement du commerce, du moins le produit des
prairies, la culture des céréales et des vignes recons-
tituées fournissent encore quelques ressources. Les
eaux de Pougues étant plus estimées, les employés de
l'Etablissement thermal sont en plus grand nombre ;
la saison nécessite les soins d'un personnel relativement important. Le chemin de fer, la fonderie et les
forges de Fourchambault réclament le concours de
bras nombreux. L'usine que l'on vient d'installer aux
Revenus, sur la commune de Chaulgnes, va fournir
de nouvelles occupations. Enfin, depuis quelques
années, de paisibles rentiers, touchés du climat et de
certains avantages, se sont fixés au pays.

Une bonne harmonie semble exister entre tous les
habitants, surtout entre les membres des vieilles
familles de la localité. Ici, n'a-t-on pas vu, encore au
commencement du dix-neuvième siècle, la réalisation
de la vie patriarcale ! Nous voulons parler de la communauté des Beaufils. Le domaine du Pontot était
l'apanage de cette communauté, qui comprenait plusieurs familles, et dont un chef héréditaire, sorte de
roi des anciens âges, avait l'administration. Les
membres de l'association travaillaient durant le jour ;
le soir, ils se rassemblaient dans une grande salle,
formant un cercle, dont le foyer était le centre. Là, les
repas se prenaient en commun ; les hommes étaient
d'un côté, les femmes et les enfants de l'autre ; le chef
seul avait le privilège d'une table spéciale. Les biens

étaient gérés comme dans les communautés analogues ; liberté de sortir de l'association était laissée à chaque membre, et celui qui renonçait aux avantages de l'association était apané. Aujourd'hui, ces mœurs n'existent plus ; et, chose triste à dire, on n'en a pas même gardé le souvenir.

Le voisinage de Nevers, le genre de vie, les relations avec les étrangers rendent les habitants industrieux, polis et affables. Les attractions extraordinaires, qui produisent ailleurs certains enchantements, les laissent dans une stoïque insouciance. Pour eux se réalise le proverbe : *Assueta vilescunt ;* n'ont-ils pas à la fois tous les avantages et les charmes de la saison, des rapports plus ou moins intéressants avec de nobles et riches étrangers ? Regardez sur les affiches-réclames de la station, cette jeune femme qui se berce mollement au milieu d'une belle nature et vous aurez une idée à peu près exacte de leur caractère.

Pacifiques par tempérament, ils détestent tous fauteurs de trouble ; l'honnêteté naturelle est chez eux en honneur. Aux moments critiques, certains particuliers n'ont-ils pas gardé religieusement les dépôts confiés à leur conscience ? Pendant la Terreur, la population, sympathique aux persécutés, ne recourait-elle pas en secret aux prêtres fidèles et n'abandonnait-elle pas le moine constitutionnel, curé prétendu de la paroisse, qui, méprisé de tout le monde, devait, singulière récompense, comparaître un jour, à Paris, devant le tribunal révolutionnaire.

Depuis, un curé, mort récemment, a donné l'exemple d'un dévouement admirable pendant l'année terrible; plusieurs paroissiens ont marché sur ses traces. Naguère encore, à l'imitation des ancêtres, quelques personnes n'ont pas hésité à donner asile au malheur; la plupart des familles enfin, malgré tous les obstacles, demeurent constantes dans leurs principes : appréciable consolation au milieu des défaillances du présent et gage précieux d'espérance pour l'avenir.

Puisse le souvenir de ces actes de foi, de vertu, se perpétuer d'âge en âge et exciter toujours une noble émulation. Un pays qui est fidèle aux traditions chrétiennes et patriotiques ne saurait périr !

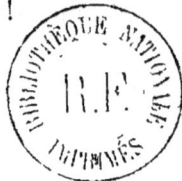

CARTE
DU DEPARTEMENT
DE LA NIEVRE

Signes conventionnels

Limite de département
— id. d'arrondissement
— id. de canton
○ Commune
⊙ Chef-lieu de canton
◉ — id. d'arrondissement
Routes nationales
Ch.ⁿᵉ de Gⁿᵉ Comᵃˡ (chiffres roms.)
— id. d'intérêt commun (— id. arrain)
Canaux
Ch.ⁿ de fer d'intérêt général
— id. d'intérêt local

G. VALLIÈRE IMP, A NEVERS

VICTOR LEVASSEUR, DEL.

Echelle

Kilomètres

TABLE DES MATIÈRES

——

Lettre de l'auteur à M. W. Rooses.

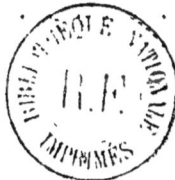

Nevers Imp. G. Vallière.

www.ingramcontent.com/pod-product-compliance
Lightning Source LLC
Chambersburg PA
CBHW071459200326
41519CB00019B/5795